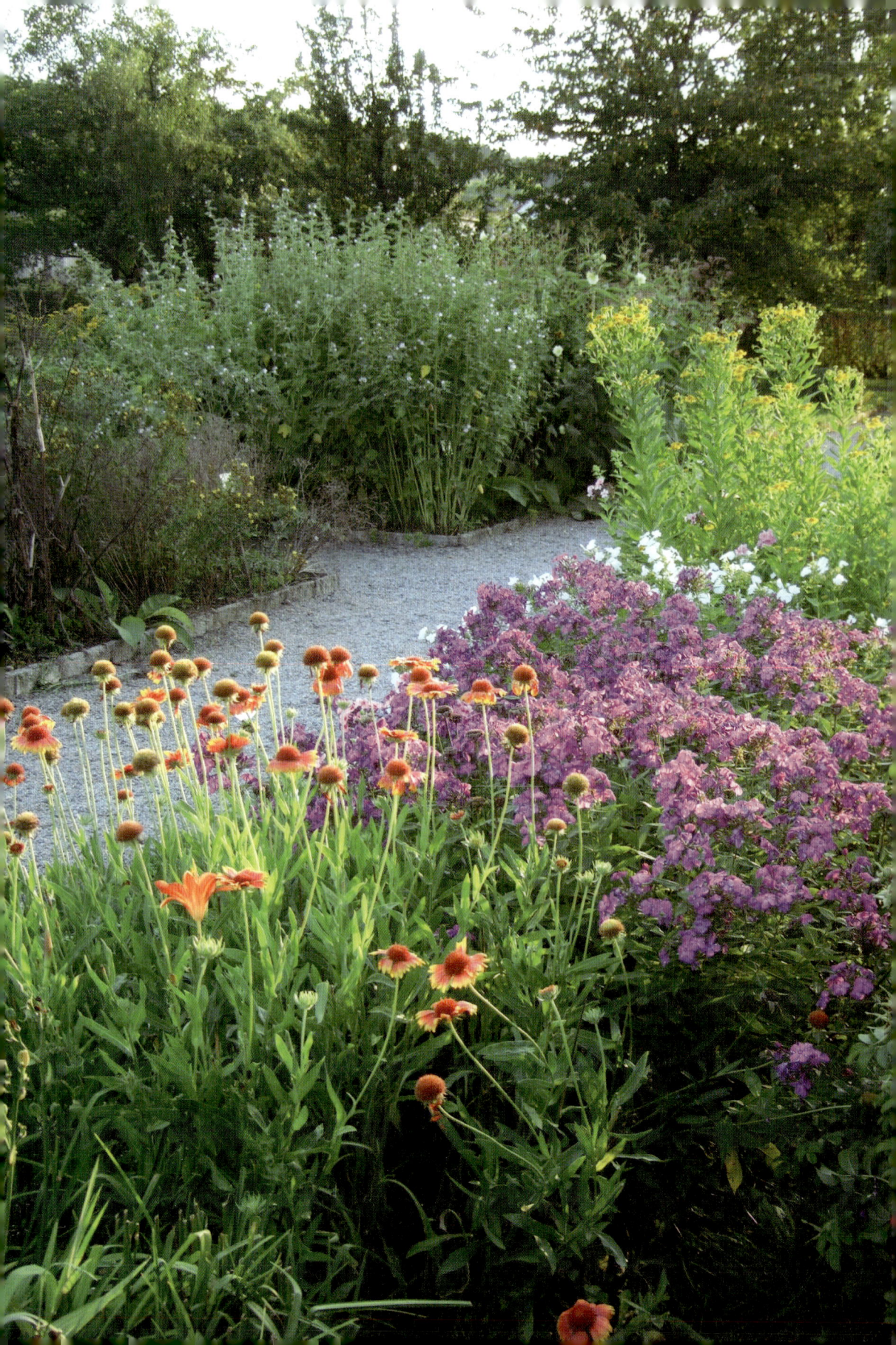

Kräuterpfarrer
Benedikt Felsinger

Heilkräuter
aus dem
Klostergarten

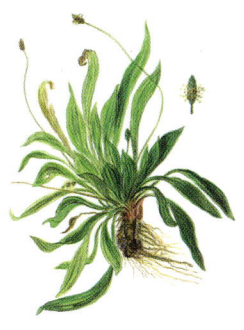

Mit Aquarellen von Adolf Blaim

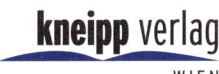

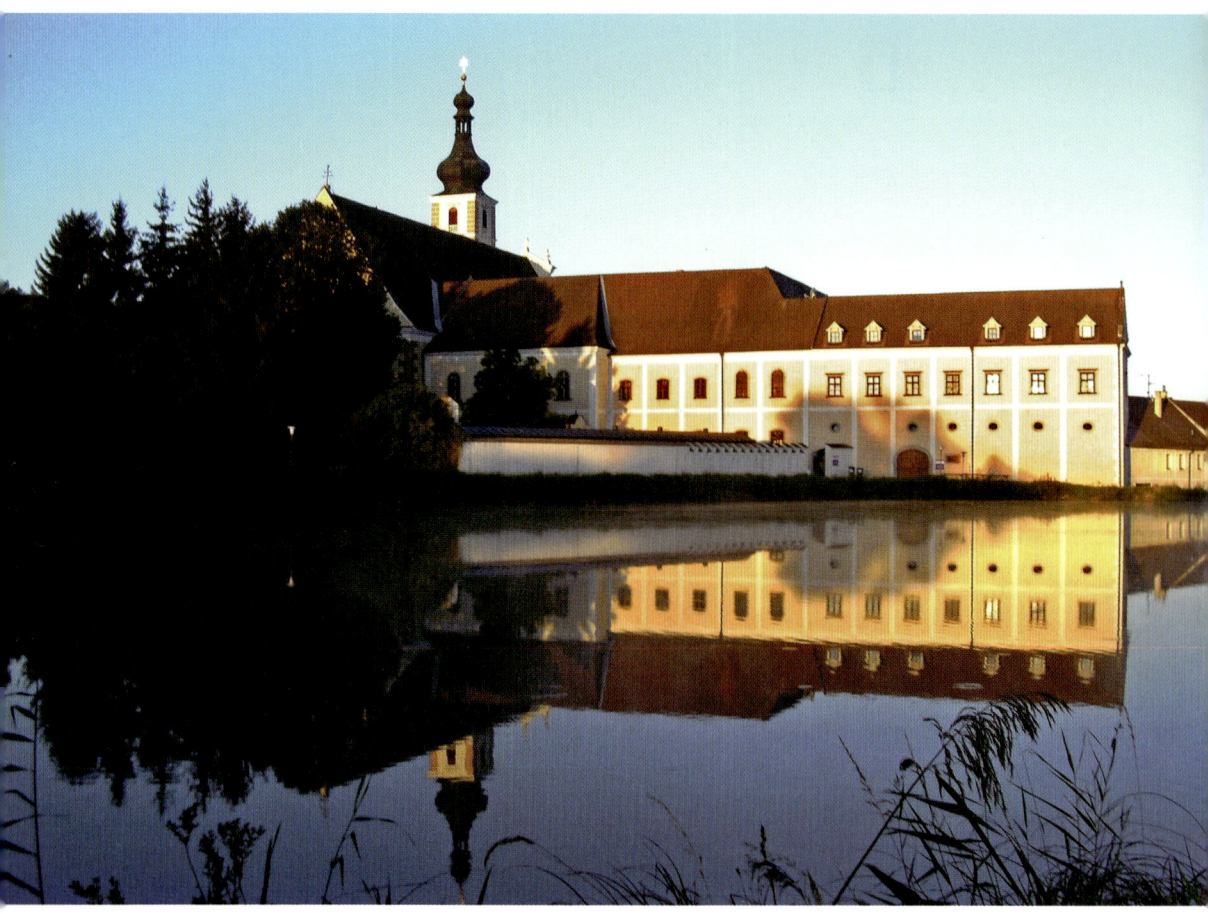

ISBN 978-3-7088-0592-4   Kneipp-Verlag-Taschenbuch

Ungekürzte Taschenbuchausgabe
Originaltitel: Heilkräuter aus dem Klostergarten
© 2011 by Verlag Carl Ueberreuter, Wien

Alle Rechte vorbehalten. Das Werk darf – auch teilweise –
nur mit Genehmigung des Verlages wiedergegeben werden.
Umschlaggestaltung: Raimund Lhotak
Layout: Ursula Kothgasser, www.koco.at
Aquarelle: Adolf Blaim, © Kräuterpfarrer-Weidinger-Zentrum
Fotos: Benedikt Felsinger, Stift Geras (S. 4 u. 20); Natur im Garten/Alexander Haiden (S. 6);
Miriam Höhne/www.picomos.com (Cover, S. 10, 17 u. 21); Gerhard Jonas, Heidenreichstein
(S. 148 unten); Thomas M. Laimgruber, Wien (S. 15); Kräuterpfarrer-Weidinger-Zentrum,
Karlstein/Thaya (S. 2, 11, 12, 13, 18, 146, 148 oben)
Copyright der Lizenzausgabe: Kneipp-Verlag GmbH & Co KG, 1010 Wien, Lobkowitzplatz 1,
www.kneippverlag.com, www.facebook.com/KneippVerlagWien
Druck: General Druckerei GmbH, Ungarn

1. Auflage, März 2013

Inhalt

Darf ich Sie in einen besonderen Garten einladen? 11
Mein Interesse für die Kräuter hat eine Tradition 12
Hermann-Josef Weidinger 15
Die Klosterbibliothek 17
Paracelsus 18
Maria Magdalena – meine Lieblingsheilige 19

Die Gemeine Wegwarte *(Cichorium intybus)*
Unterstützt Leber und Haut 24

Das Echte Johanniskraut *(Hypericum perforatum)*
Gleicht aus und hebt die Stimmung 27

Die Stieleiche *(Quercus robur)*
Gerbstoffreich und entzündungshemmend 30

Das Gänsefingerkraut *(Potentilla anserina)*
Entkrampft und hilft dem Darm 33

Die Ringelblume *(Calendula officinalis)*
Ein heilendes Lächeln der Natur 36

Die Duftende Schlüsselblume *(Primula veris)*
Erschließt die Sicht nach oben 39

Der Spitzwegerich *(Plantago lanceolata)*
Stärkt Lunge und Nerven 42

Die Königskerze *(Verbascum densiflorum)*
Bahnt dem Atem den Weg 45

Das Tausendguldenkraut *(Centaurium)*
Im wahrsten Sinne des Wortes wertvoll 48

Der Odermennig *(Agrimonia eupatoria)*
Damit die Freude wieder zurückkehrt 51

Die Brennnessel *(Urtica dioica)*
Schmackhaft und heilsam 54

Die Weide *(Salix)*
Biegsam und trotzdem stark 57

Das Wohlriechende Veilchen *(Viola odorata)*
Der feine Duft entspannt und hebt die Laune 60

Die Echte Nelkenwurz *(Geum urbanum)*
Bringt den Organismus auf Vordermann 63

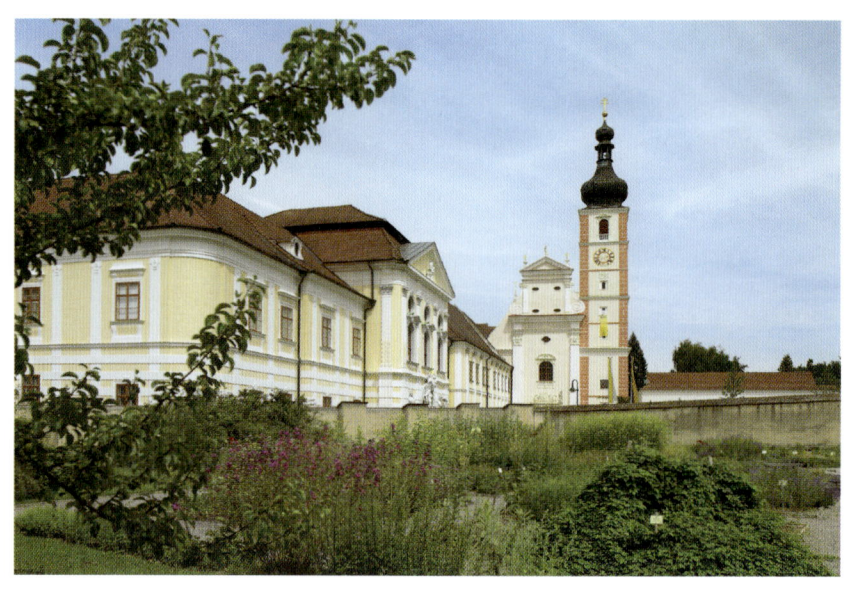

Die Weiße Lilie *(Lilium candidum)*
Macht die Haut geschmeidig 66

Die Echte Engelwurz *(Angelica archangelica)*
Stärkt den Magen und das Selbstvertrauen 69

Der Löwenzahn *(Taraxacum officinale)*
Liefert die ersten Vitamine 72

Der Echte Salbei *(Salvia officinalis)*
Vermindert das Schwitzen, wirkt adstringierend 75

Der Borretsch *(Borago officinalis)*
Sonnenenergie mit Gurkengeschmack 78

Der Frauenmantel *(Alchemilla vulgaris)*
Steht Frauen und Männern zu Diensten 81

Die Melisse *(Melissa officinalis)*
Duftende und heilsame Kraft aus dem Osten 84

Der Schwarze Holunder *(Sambucus nigra)*
Sucht die Nähe des Menschen 87

Die Echte Kamille *(Matricaria chamomilla)*
Ein Kräutl mit goldenem Herzen 90

Die Rote Rose *(Rosa centifolia)*
Heilsame Schönheit 93

Die Arnika *(Arnica montana)*
Erste Hilfe bei Wunden und Verletzungen 96

Der Echte Lavendel *(Lavandula angustifolia)*
Schafft eine Atmosphäre der Ordnung und Frische 99

Der Fenchel *(Foeniculum vulgare)*
Beruhigt Magen und Darm 102

Die Echte Goldrute *(Solidago virgaurea)*
Hält die körperliche Abflussleitung intakt 105

Der Echte Beifuß *(Artemisia vulgaris)*
Bitter macht lustig und ist gesund 108

Der Gemeine Wacholder *(Juniperus communis)*
Eine Konifere, die ihre Zapfen in ein Beerenkleid hüllt 111

Der Echte Dost *(Origanum vulgare)*
Gewürz und Heilkraut in einem 114

Die Gemeine Schafgarbe *(Achillea millefolium)*
Hilft gegen Frühjahrsmüdigkeit 117

Das Basilikum *(Ocimum basilicum)*
Alternativer Schnupftabak bei verlegter Nase 120

Der Echte Eibisch *(Althaea officinalis)*
Tapeziert den Magen und den Darm aus 123

Der Weißdorn *(Crataegus)*
Stärkt den Rhythmus des Herzens 126

Der Blutweiderich *(Lythrum salicaria)*
Ein lebender Meilenstein unserer Gewässer 129

Die Kornblume *(Centaurea cyanus)*
Spiegelt den Himmel auf Erden wider 132

Der Ysop *(Hyssopus officinalis)*
Ein Heilkraut, das auch in die Kirche geht 135

Die Heckenrose *(Rosa canina)*
Für Schabernack und Gesundheit – stets griffbereit 138

Der Quendel *(Thymus serpyllum)*
Damit wir die Natürlichkeit nicht verlieren 141

Ausklang 147
Register 150

»Erfolg haben
beim Kennenlernen der Heilkräuter:
das macht Spaß, bringt Heilung mit sich
und verschafft neue Energie.«

Prior Benedikt Felsinger

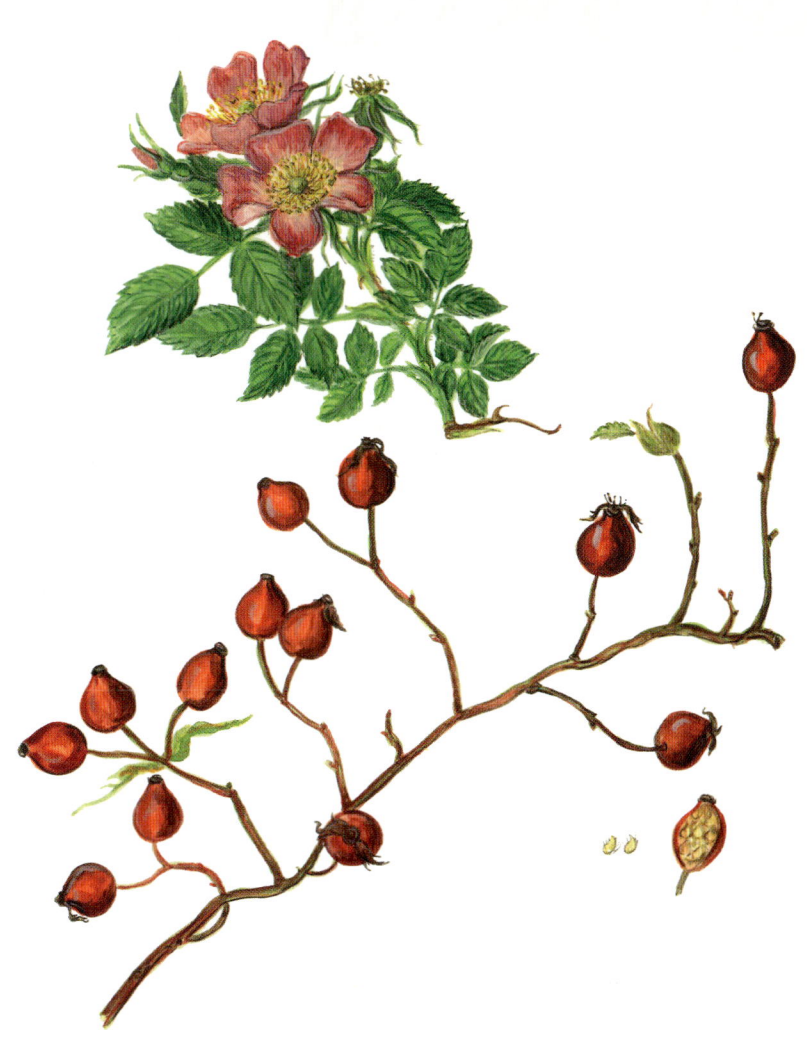

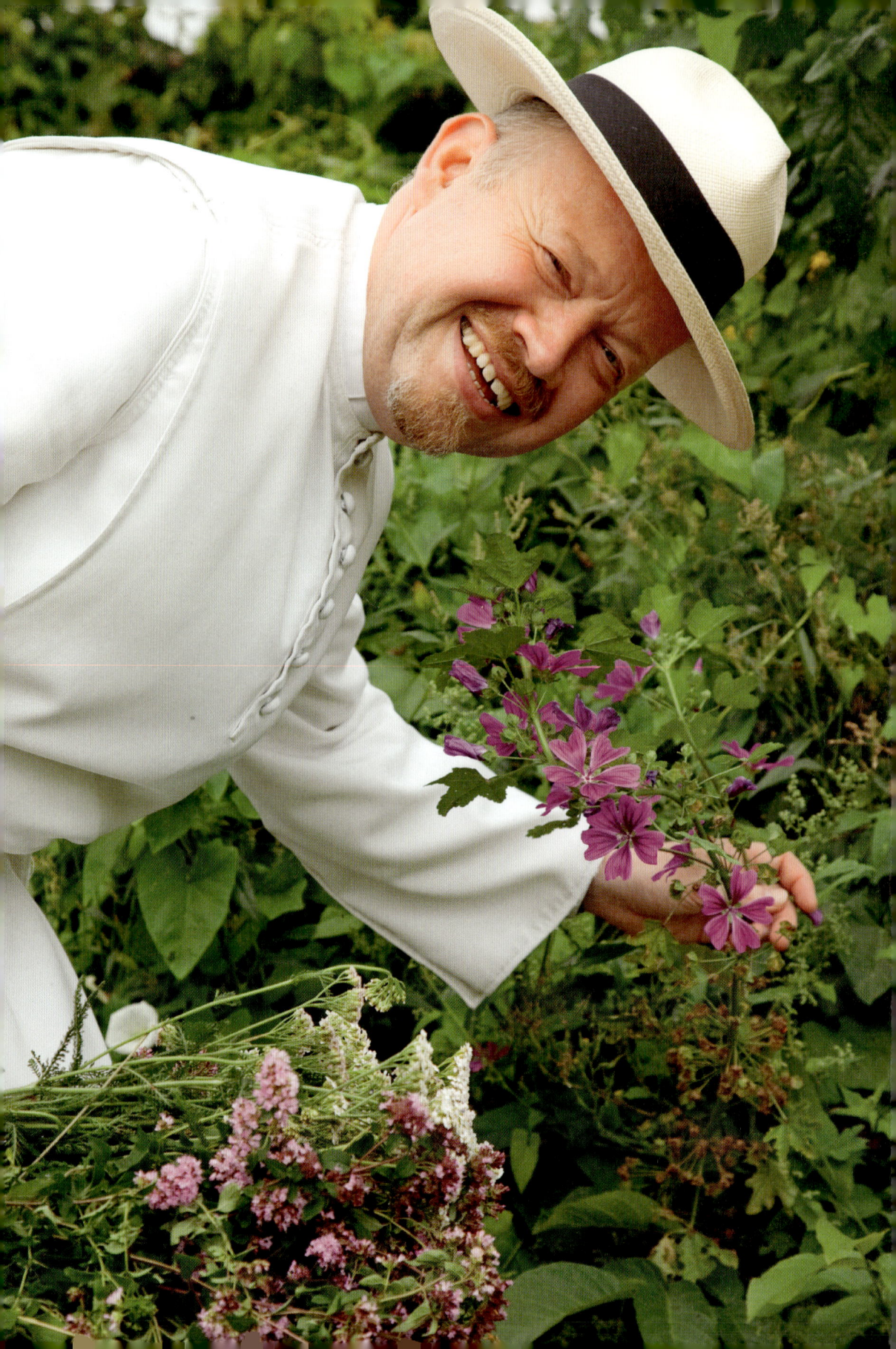

Darf ich Sie in einen besonderen Garten einladen?

Es war im Spätsommer des Jahres 386, genau am 15. August. Der junge Aurelius Augustinus weilte bei seinem Freund Alypius in Mailand. Eine innere Unruhe erfüllte ihn, da er gerade intensiv auf der Suche war. Er wollte sich als gestandener Mann im Alter von 32 Jahren für einen Weg entscheiden. Als Rhetorikprofessor fiel es ihm nicht schwer, anderen Menschen von den verschiedenartigen Denkansätzen der Philosophie zu erzählen, aber die konkrete Entscheidung, eine bestimmte Richtung einzuschlagen, schien ihm schier unmöglich. Mitten in dieser Sehnsucht, einen Ausweg zu finden, geht er am 15. August 386 in den Garten des Hauses in Mailand, wo er zu Gast war. Er legt sich ganz allein unter einen Feigenbaum, traurig über seinen Zustand. Da ist es ihm, als höre er die Stimme eines Kindes, die immer wieder ruft: »Tolle, lege! Tolle, lege!«, also übersetzt: »Nimm und lies! Nimm und lies!« Animiert durch diese Stimme geht er zurück zu seinem Freund und schlägt den Römerbrief des Neuen Testamentes auf und fühlt sich ganz spontan von Gott selbst angesprochen. Er beschreitet durch dieses Ereignis bestärkt den Weg der Nachfolge und des Glaubens innerhalb der Kirche.

Gewiss, der heilige Augustinus las in der Bibel und fand Christus als den Weg, die Wahrheit und das Leben. Die Szene seiner Bekehrung spielte sich in einem Garten ab. Der große Kirchenlehrer und Philosoph beschreibt sein einschneidendes Erlebnis besonders genau in seinen Confessiones (Bekenntnissen). In dieser Erzählung fällt das Augenmerk unter anderem auch auf einen Feigenbaum, unter dem dies alles stattgefunden hat. Das heißt für mich ganz konkret, dass die Lebewesen, welche die Pflanzen nun einmal sind, eine tragende Rolle spielen. Es wäre fahrlässig, sie am Rande unserer Existenz einfach stehen zu lassen. Unverantwortlich ist es, mit unserem hoch technisierten Leben gleichsam an der ursprünglichen und belebten Natur vorbeizurasen und erst dann an die vielen möglichen Gelegenheiten zu einem bewussten Leben in Tiefe und Gesundheit zu denken, wenn es zu spät ist. Auf der Intensivstation steht die Ampel meines Lebens schon auf Gelb.

Das vorliegende Werk möchte Sie, werte Leserin, werter Leser, einladen, das Buch der Natur aufzuschlagen. Folgen Sie im übertragenen Sinne dem Beispiel des heiligen Augustinus und lesen Sie ein paar Seiten über die oft unbeachteten Heilkräuter, die um uns herum wachsen, reifen und griffbereit dastehen. Ein jeder Garten ist so etwas wie ein eigens verfasster Band im Lexikon der Schöpfung.

Mein Interesse für die Kräuter hat eine Tradition

Wie kommt der sprichwörtliche Pontius Pilatus ins Credo? Das ist eine Frage, die sich jedem stellt, der durch besondere Umstände oder unvorherzusehende Begegnungen eine Aufgabe übertragen bekommt, ein besonderes Talent entdeckt und vieles andere mehr. Die Pflanzen haben in meinem Leben immer schon eine bedeutende Rolle gespielt. Meine Eltern stammen von kleinen landwirtschaftlichen Betrieben ab. So verbrachte ich in meiner Kindheit viel Zeit am Bauernhof. Ich wurde in den jahreszeitlichen Rhythmus des Bauernlebens mit einbezogen und erhielt damit schon so etwas wie eine Grundausbildung für das Leben. Der Vater sicherte die Existenz unserer Familie – ich habe noch drei ältere Brüder –, indem er als Hauptschullehrer in meiner Heimatstadt Drosendorf an der Thaya unterrichtete. In seiner Tätigkeit versuchte er ganz bewusst, seine Schüler für die großartigen Zusammenhänge in der Natur zu öffnen und zu sensibilisieren. Das blieb natürlich auch bei mir als seinem jüngsten Sohn nicht ohne Folgen. So war mein Vater das erste wandelnde Lexikon auf unseren Ausflügen in die Natur, die manchmal auf einem Hochstand endeten, da er ein passionierter Jäger im besten Sinne des Wortes war. Ich blicke heute noch auf die gute Übung zurück, die mir dadurch zuteil wurde, einfach oft stundenlang dazusitzen, zu schauen und jede Regung und Veränderung am Waldesrand und am Feld zu registrieren. Auf dem Nachhauseweg fragte ich ihn, sofern es noch nicht dunkel war, um das eine oder andere blühende Kraut, und mein Vater konnte mir jedes Mal die richtigen Namen nennen.

Meine Mutter hatte daheim die Funktion einer Apothekerin. So gelangten bei unseren kleineren oder größeren Wehwehchen natürlich viele getrocknete Heilkräuter zum Einsatz und das Obst und das Gemüse wurde frisch aus dem Wald oder vom Garten verwertet. Marmeladen, Säfte, Backwaren, Kompotte: In allem wurde Natur pur verwendet. Wurde ein neuer Obstbaum neben unserem Elternhaus gepflanzt, bekam ihn einer von uns Burschen zugeteilt. Ich selber »hatte« einen Kirschbaum.

Ab meinem zehnten Lebensjahr besuchte ich das Gymnasium in Hollabrunn und war im dortigen erzbischöflichen Seminar als sogenannter Zögling wohnhaft. Es war eine sehr schöne Zeit, für die ich bis heute dankbar bin. Auch hier galt mein Interesse der Natur. Mit einem leichten Schmunzeln muss ich gestehen, dass ich nicht unbedingt eine Sportskanone war. Es musste aber jeder Seminarist einem Verein beitreten, um mit diesem die nachmittägliche Freizeit zu verbringen. Wer absolut keine sportliche Neigung besaß, hatte nur eine Alternative: Das war der Gartenbauverein. In den weitläufigen parkähnlichen Anlagen rund um das Seminargebäude verschafften die riesigen Grünflächen und die Gemüsebeete fast das ganze Jahr über genug Arbeit. Chef des Gartenbauvereins war der Gärtner, der Herr Erich. In seiner stillen und unaufdringlichen Art hat er uns allen, die unter seiner Riege die Beete und die Grünflächen bestellten, wertvolle Kenntnisse mitgegeben.

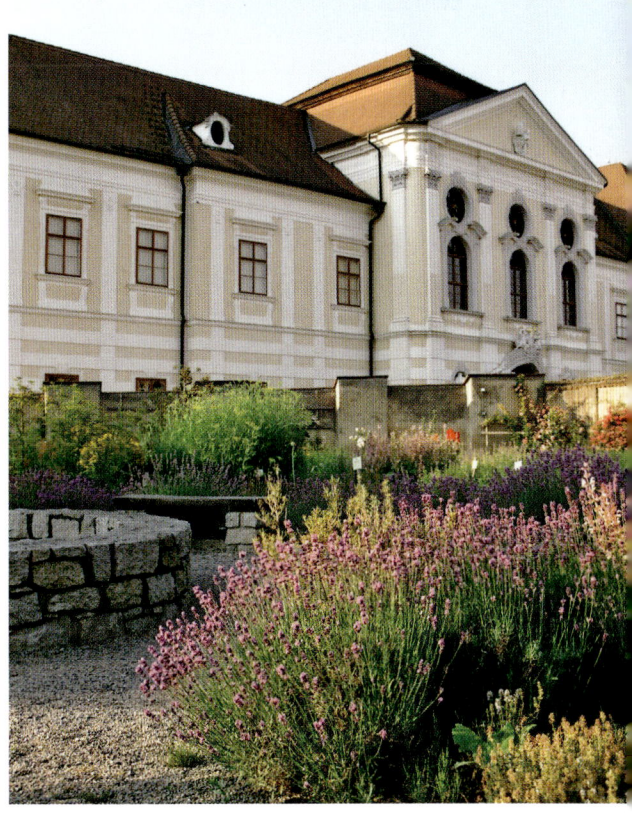

Noch eines möchte ich diesem Buch dankend voranstellen: Es ist die Tatsache, dass zumindest versucht wurde, mir eine humanistische Bildung angedeihen zu lassen und ins Leben mitzugeben.

Ich war kein Musterschüler. Der Wert der klassischen Sprachen Griechisch und Latein ging mir erst so richtig auf, als ich längst die Türen zur Schule und zum Internat hinter mir geschlossen hatte. Es ist mir wichtig zum Ausdruck zu bringen, dass die geistlichen Erzieher und die Pädagogen an der Schule mir eines auf den Weg mitgeschickt haben: Weite des Denkens und Schauen von Zusammenhängen. Die Diskussion um die Schulbildung wird uns in Zukunft noch einiges Kopfzerbrechen bereiten. Doch wenn ich mir die jungen Schülerinnen und Schüler vor Augen halte, vermisse ich genau diesen humanistischen Geist, der gerade in einem vereinten Europa anscheinend zur Mangelware geworden ist. Es gibt zwar fachlich sehr gut gebildete und spezialisierte junge Menschen, doch begegnen mir kaum Absolventen von höheren Schulen, die bedacht in die Zukunft schauen auf dem Hintergrund des Wissens um Geschichte, Wissenschaft und Literatur.

Ich meine, dass gerade die Heilkräuter und die Erforschung derselben sehr wohl mithelfen können, den eigenen Blickwinkel zu weiten und im Leben Höhen und Tiefen mithilfe des Geistes auszuloten.

Meine gegenwärtigen Tage darf ich seit 1984 im Kloster, konkret im Stift Geras, verbringen. Bei meinem Eintritt erhielt ich vom damaligen Abt Otto den Ordensnamen Benedikt. Ich bin sehr froh, einen der Patrone Europas als Schutzheiligen an meine Seite gestellt bekommen zu haben. Dieser Name ermutigt mich immer wieder, die Kultur der Klöster, die unseren Kontinent maßgeblich prägt, den Menschen von heute zumindest ansatzweise zu vermitteln. Auch hierbei lande ich wieder bei den Heilpflanzen, die mit der Gartenkultur der Klöster in engem Zusammenhang stehen.
Für mich ist mein Stift meine konkrete Heimat. Ohne das Materielle überbewerten zu wollen, behaupte ich, dass es zur sogenannten stabilitas loci eines Chorherren oder Mönches, also zum beständigen Leben in und mit dem Kloster, dazugehört, mit den Mauern und den Gärten des Hauses gleichsam zu verwachsen. Die jeweiligen Proportionen, die vor Ort gegebenen Eigenheiten und die Schwingungen des Platzes, an dem das Stift steht, übertragen sich auf irgendeine Weise auf mich persönlich. Ich kann das schwer in Worte fassen. Es war für mich äußerst spannend, bei den Restaurierungsarbeiten an den Fassaden des Klosters und des Innenraumes unserer Stiftskirche live dabei zu sein. Abt Joachim

setzte sich in seiner Zeit als Vorsteher des Stiftes mit Engagement ein, damit die notwendigen Arbeiten durchgeführt werden konnten. Rund um das Stift wurde auch die Erneuerung der Gärten in Angriff genommen. Der Schaffung eines Kräutergartens schenkte man unter der Leitung der Landschaftsarchitektin und heutigen Direktorin der Bundesgärten Dipl.-Ing. Brigitte Mang ein besonderes Augenmerk. Ich darf diesen Garten heute voller Dank als Kanzel für die Wohltaten Gottes an uns Menschen verwenden.

Hermann-Josef Weidinger

Wenn ein Mitglied eines Klosters zum Priester geweiht wird, entscheidet er sich zwar aus freiem Willen diesen Weg auf sich zu nehmen, jedoch empfängt er das Weihesakrament, um im Auftrag des Klosters in der Seelsorge zu wirken. Der geweihte Chorherr wird durch den jeweiligen Oberen dem Bischof präsentiert, damit dieser ihn als Seelsorger bestellt. So wurde ich direkt nach meiner Priesterweihe im Jahr 1993 in die Pfarre Harth geschickt, um als Kaplan an der Seite unseres Mitbruders Hermann-Josef für die Dörfer Harth, Hötzelsdorf, Schirmanns-

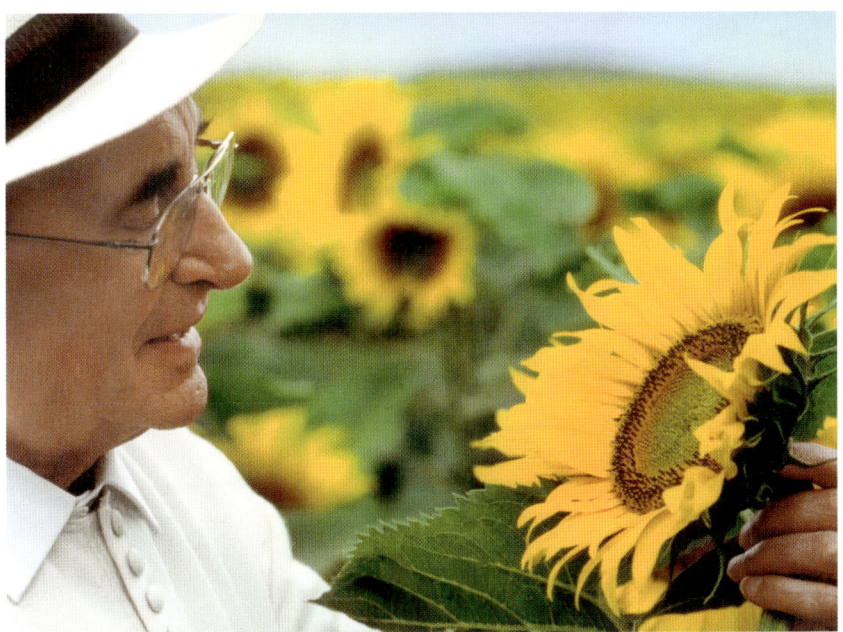

reith und Sieghartsreith da zu sein. Gottlob gibt es ein Auto, und daher pendle ich seit diesem Jahr vom Stift Geras aus in die unweit gelegenen Gemeinden zu den Gottesdiensten.

Mit Weidinger zusammenarbeiten bedeutete unbedingt noch eines: für die Kräuter ein offenes Herz zu haben. Bald wurde ich durch Kräuterpfarrer Weidinger auch in den Vorstand des Vereines »Freunde der Heilkräuter« in Karlstein/Thaya berufen. Der Weg bis heute war somit vorgezeichnet.

Hinschauen und gesund leben – das entsprach nicht nur dem Titel der täglichen Kolumne in der auflagenstärksten Tageszeitung Österreichs, die seit 1995 erschien. Es war auch kurz gefasst das Motto des Unterrichts, den ich durch diesen geistlichen Vater der Naturheilkunde in äußerst stiller und zurückhaltender Weise auf meinen Lebensweg mitbekommen habe.

Mit Rat und Hilfe den Menschen beistehen, aus dem Gebet die Kraft für alles schöpfen und sich von niemandem für dumm erklären lassen, so würde ich ein äußerst verkürztes Resümee aus den Lehrjahren ziehen, die ich an der Seite meines Mitbruders erleben durfte.

Ein weiser Mensch, der anderen helfen kann, ist sich stets bewusst, dass er Zeit seines Lebens mit dem Lernen und Reifen nicht fertig ist. Verkünden und gleichzeitig studieren, weitergeben und immer neu empfangen, das balancierte Hermann-Josef Weidinger in einem äußerst ausgewogenen Maß.

Bis heute darf ich mich des Öfteren, wenn es die Zeit zulässt, auf einen kleinen und fast paradiesisch anmutenden Flecken Erde zurückziehen. Es ist der Pfarrhofgarten in Harth. In ihm konnte der Chorherr und Pfarrer Weidinger jahrelang kultivieren, ausprobieren und immer wieder eine reiche und gute Ernte an Obst und Gemüse einbringen. Mit Hochachtung und Dankbarkeit sei hier auch seine einstige Haushälterin erwähnt, Frau Aloisia, die sich mit Freude an der Arbeit täglich daran gemacht hat, meist ganz alleine den riesigen Garten in Schuss zu halten.

Leider ist der Pfarrhof in Harth derzeit verwaist. Seit ein paar Jahren wachen dort aber meine gefiederten Freunde bestens über das Anwesen, kein Laut und keine Veränderung entgeht meinen aufmerksamen Gänsen, die sich den Stall mit Hühnern und Perlhühnern teilen. Zu meinen Leidenschaften zählt seit frühester Kindheit die Ornithologie.

Stundenlang habe ich schon als kleiner Bub die Vögel im Garten erkundet und belauscht, sodass ich sogar ein wenig lernte die Sprache und die Stimmen der fliegenden Gesellen zu deuten und zuzuordnen.

Die Klosterbibliothek

1803 erteilte der Geraser Abt Ignaz Hörstelhofer den Auftrag, einen Plan umzusetzen, der schon im 18. Jahrhundert von seinen Vorgängern gehegt und gesponnen, aber dann wieder verworfen wurde. Nach den Repressionen der antiklösterlichen Bestimmungen Kaiser Josephs II. gab damit das Stift Geras sich selbst und der Umwelt ein kräftiges Zeichen der wiedererlangten Selbstbestimmung. Ich gehe gerne in diese relativ kleine, aber durchaus repräsentative Bibliothek hinein. Das Deckenfresko des Büchersaals vollendete der Maler Joseph Winterhalder aus Znaim. Mit diesem Werk wurde der absolute Schlusspunkt in der Kunst der barocken Deckenmalerei gesetzt. Andernorts herrschte überall schon die Stilrichtung des Klassizismus.

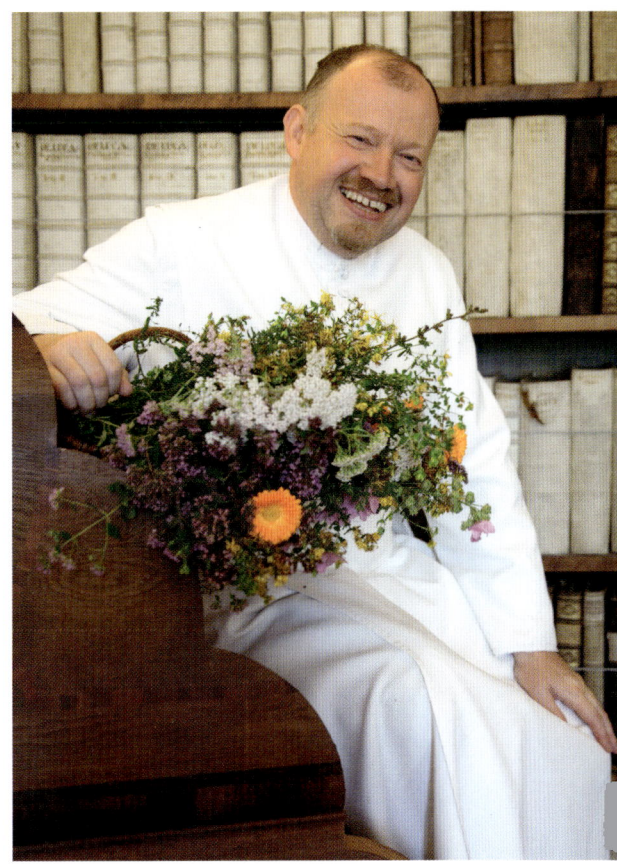

Auf dieser Komposition Winterhalders, der ein Mitarbeiter des berühmten Malers Franz Anton Maulpertsch war, sieht man die biblische Geschichte in Kombination mit der heidnisch antiken Götter- und Sagenwelt zusammen mit den Vertretern der Philosophie des Altertums. Das ist kein Widerspruch. Genau das ist die Weite, die ich schon eingangs angesprochen habe, als ich an meine humanistische Ausbildung in der Gymnasialzeit erinnerte.

In jeder alten Stiftsbibliothek findet sich die gesamte Bandbreite an

Wissens- und Forschungsgebieten seit dem Mittelalter. So wird mithilfe der Bücher in einem Raum ein fiktiver Dialog hergestellt, der dann in der Folge in den Köpfen der Leser stattfindet. In diese geistliche Auseinandersetzung hineingestellt sind die Pflanzen, die in sehr vielen Bänden beschrieben werden.

Zur Erhellung des Wissens um unsere grünen Mitbewohner habe ich bei den naturwissenschaftlichen Autoren der vergangenen Jahrhunderte geschmökert. Hier seien nur einige stellvertretend genannt: Johann Wonnecke von Cube mit dem »Hortus sanitatis Germanice« (1485), Leonhart Fuchs mit seinem 1543 in Basel veröffentlichten Kräuterbuch, Adamus Lonicerus und Jacobus Theodorus Tabernaemontanus mit ihren jeweiligen Elaboraten. In dieser altehrwürdigen Literatur stößt man beim Studieren unweigerlich auf deren Quellen, die wiederum die antiken Autoren erneut zu Wort kommen lassen. Allesamt bringen sie auf ihre je eigene Weise zum Ausdruck, dass die Natur selbst ein Buch ist, in dem es sich immer wieder lohnt zu lesen.

Paracelsus

Seit meiner gesteigerten Beschäftigung mit Heilpflanzen komme ich immer mehr in Kontakt mit den Gedanken und der Lehre des großen Arztes Paracelsus. Ohne es zu wissen, stand ich am 17. März 2010 bei einem Besuch in Salzburg unversehens vor seinem Grab, das sich an der Verbindungstür der Kirche St. Sebastian zu deren ungemein stimmungsvollem Friedhof befindet. Als ich das Leben des Philippus Theophrastus Paracelsus mit seinen Stationen studierte, entdeckte ich, dass sich der große Gelehrte auch in Südmähren, genauer in Mährisch Kromau (Moravske Krumlov), ein Jahr lang aufhielt. Mein Vater wurde in Mähren geboren und musste seine Heimat 1945 verlassen. So bin ich besonders sensibel für alles, was dieses Land ausmacht und wodurch seine Geschichte geprägt wurde. Seitdem ich weiß, dass auch Paracelsus in diesem schönen Landstrich lebte und wirkte, bin ich noch eine wenig stolzer auf die Wurzeln meiner Herkunft.

Wer die von Paracelsus dozierte Signaturenlehre ein wenig erforscht, stößt mit ziemlicher Sicherheit ebenfalls auf den Begriff der universalen Sympathie. Alle Lebewesen stehen in einem Bezug untereinander und gleichzeitig zum gesamten Kosmos. Dieser Gedanke scheint mir so viel wie ein Schlüssel zu sein, um die großen Zusammenhänge der Schöpfung wieder neu zu entdecken und schätzen zu lernen. Es gilt das unheilvolle Abgekoppelt-Sein von der Natur neu zu überwinden. Wer den großen, kraftvollen Verbindungen des Makrokosmos, aber genauso den winzigen, diffizilen Vernetzungen des Mikrokosmos nicht mehr ihre Existenz zuspricht, der verfällt oft in ein sehr abstruses und abergläubisches Schicksalsdenken. Ich setze ganz bewusst ein großes Fragezeichen über die vielerorts meiner Meinung nach fahrlässig publizierten Horoskope. Ich weiß schon, dass ich mir mit dieser Behauptung keine Freunde mache. Aber kennen Sie nicht auch viele Zeitgenossen, die trotz einer angeblich so vorangetriebenen Aufklärung einer anonymen Macht viel mehr Glauben schenken als einem persönlichen Gott, der sich ganz unmissverständlich auch in den Geheimnissen der Schöpfung offenbart?

Ich bewunderte Hermann-Josef Weidinger Zeit seines Lebens, dass er durchaus furchtlos die »Werkzeuge« der Astrologie oder des keltischen Baumkreises in die Hand nahm, um gerade damit nicht das Schicksal der einzelnen Betroffenen zu bestimmen, sondern vielmehr zu helfen, das je individuelle Leben samt seiner Verfasstheit zu interpretieren und zu deuten. Somit sind wir wieder bei Paracelsus und seiner Philosophie.

Maria Magdalena – meine Lieblingsheilige

Als Chorherr des Prämonstratenserordens darf ich ein weißes Ordenskleid tragen. Die Vita unseres Ordensgründers Norbert von Xanten berichtet, dass dieser bei der Entscheidungsfindung um die Farbe des Habits der neuen Gemeinschaft in Prémontré unmissverständlich für Weiß plädierte. Als Grund dafür nannte er den Bericht des Ostermorgens in den einzelnen Evangelien. Am leeren Grab Christi waren Männer in weißen Gewändern den weinenden Frauen erschienen. Sie kündeten davon, dass Jesus nicht tot sei, sondern dass er lebe. Besonders Maria aus Magdala bekam den Auftrag, diese Begegnung den verschüchterten Aposteln mitzuteilen. Im 20. Kapitel des Johannesevangeliums wird überliefert, dass ihr Christus, der Auferstandene, als Erste von allen erschien.

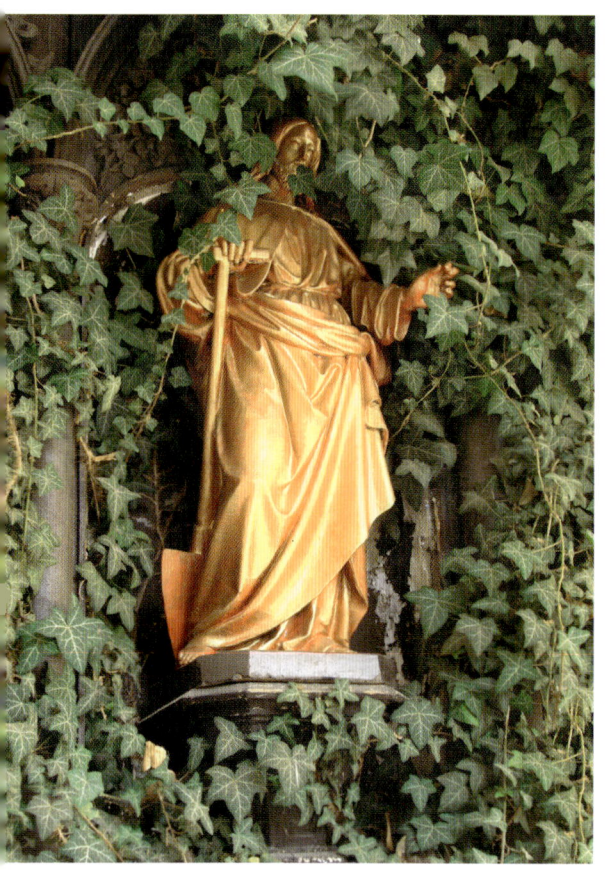

Dieses Zusammentreffen wird in einem Garten geschildert. Maria Magdalena war intensiv auf der Suche nach ihrem Herrn, den sie in ihr Herz geschlossen hatte. Und dabei wird ein fundamental wichtiger Satz in der Bibel niedergeschrieben, als Maria den Herrn vorerst nicht erkannte: »Sie meinte, es sei der Gärtner.« Der Gärtner ist derjenige, der den Garten kennt, der ihn pflegt und erhält. Er steckt seine ganze Liebe in die Pflege der Pflanzen und wacht über sein kleines Reich.

Mit der kleinen Nebenbemerkung innerhalb der Ostererzählungen des Neuen Testaments wird der Bogen zur Paradieseserzählung des Buches Genesis im Alten Testament gespannt, wo Gott ebenfalls als der Herr des Gartens umhergeht und den Menschen sucht, der sich nach dem Sündenfall vor ihm versteckt hat. Zu Ostern ist in Jesus wieder der eine Gott anwesend, der im Garten mit dem Menschen erneut zusammentrifft und ihm die Vollendung bei Gott verheißt.

In meinen Betrachtungen über Maria Magdalena entdeckte ich noch einen mir nicht unbedeutenden Aspekt: Diese Frau wird in der Tradition der Bibelauslegungen mit der Sünderin gleichgesetzt, die Jesus beim Mahl des Pharisäers Simon die Füße mit ihren eigenen Tränen wäscht. Als Sünderin ist sie automatisch eine Verachtete, eine an den Rand Gedrängte. In gut gepflegter und geübter Selbstgerechtigkeit kann es heute noch vorkommen zu meinen, selbst unrein zu werden, sobald man mit sündigen Menschen in Berührung kommt. In der technisierten und überzivilisierten Welt ist man in der Vergangenheit mit den Pflanzen genauso umgegangen. Was hat man nicht alles als Unkraut bezeichnet und versucht es zu vernichten? Man wollte reine, gefällige Sorten haben und hat gleichzeitig die Vielfalt ignoriert, die die Welt um uns herum bereichert. Nach und nach stärkt sich die Erkenntnis in immer mehr Menschen, dass diese Sicht uns eindeutig auf den Holzweg führte.

Ich möchte Sie ermutigen, liebe Leserin, lieber Leser, das vorliegende Buch als Spaziergang anzusehen, auf dem Sie so manche Pflanze im Klostergarten oder in der Landschaft rund um die Klöster entdecken.

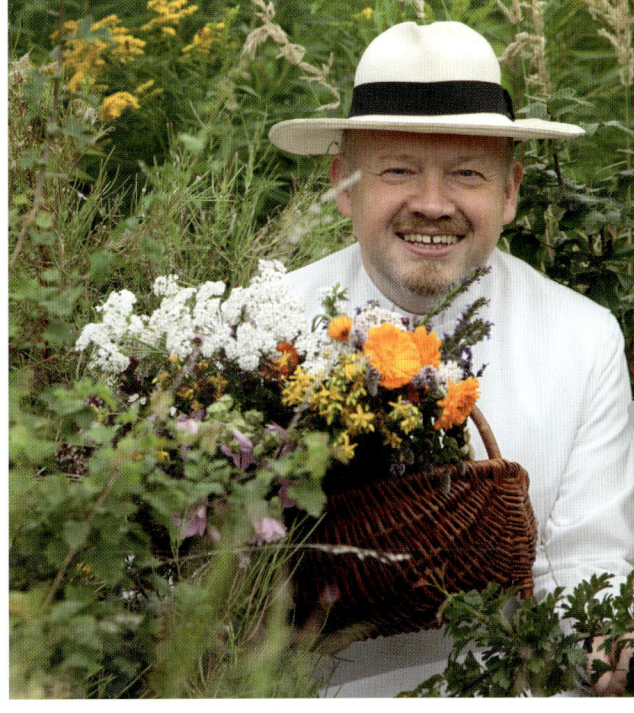

Sie dürfen sich dabei ruhig von der Tatsache inspirieren lassen, dass Jesus einst die Sünder, die Außenseiter, gerufen hat, um sie als Werkzeuge seiner Sendung für würdig und fähig zu erklären. Wenn Sie die einzelnen Pflanzen beim Namen nennen können, ist schon ein erster Schritt zu einer Freundschaft getan. Es lohnt sich, in Beziehung mit den oft kleinen und niedrigen, aber nicht minder schönen und großartigen Mitgeschöpfen zu treten. Heilend und heilsam an Leib und Seele – das möge Ihnen die Begegnung mit den Heilkräutern schenken!

Dem heiligen Augustinus wird folgende Sicht über den Garten in den Mund gelegt: »*Es gibt kein größeres und wunderbareres Schauspiel und keines, bei dem sich der menschliche Verstand in einem gewissen Sinn besser unterhalten könnte: Hier kann er den Samen ausstreuen, Schösslinge pflanzen, … und dabei jede Wurzel- und Sprosskraft gleichsam nach ihrem Vermögen und ihren Grenzen fragen … Bei diesen Erwägungen kann sich der Verstand zu der Erkenntnis aufschwingen, dass weder der, der pflanzt, noch der, der begießt, etwas ist, sondern der allein, der das Wachstum gibt, Gott.*«

Stift Geras, am 12. 12. 2010, Sonntag Gaudete

»*Erblicke die Schönheit,*
schmecke die Bitternis,
rieche den Duft einer Pflanze:
Es ist der Schöpfer,
der durch sie dich grüßt.«

Prior Benedikt Felsinger

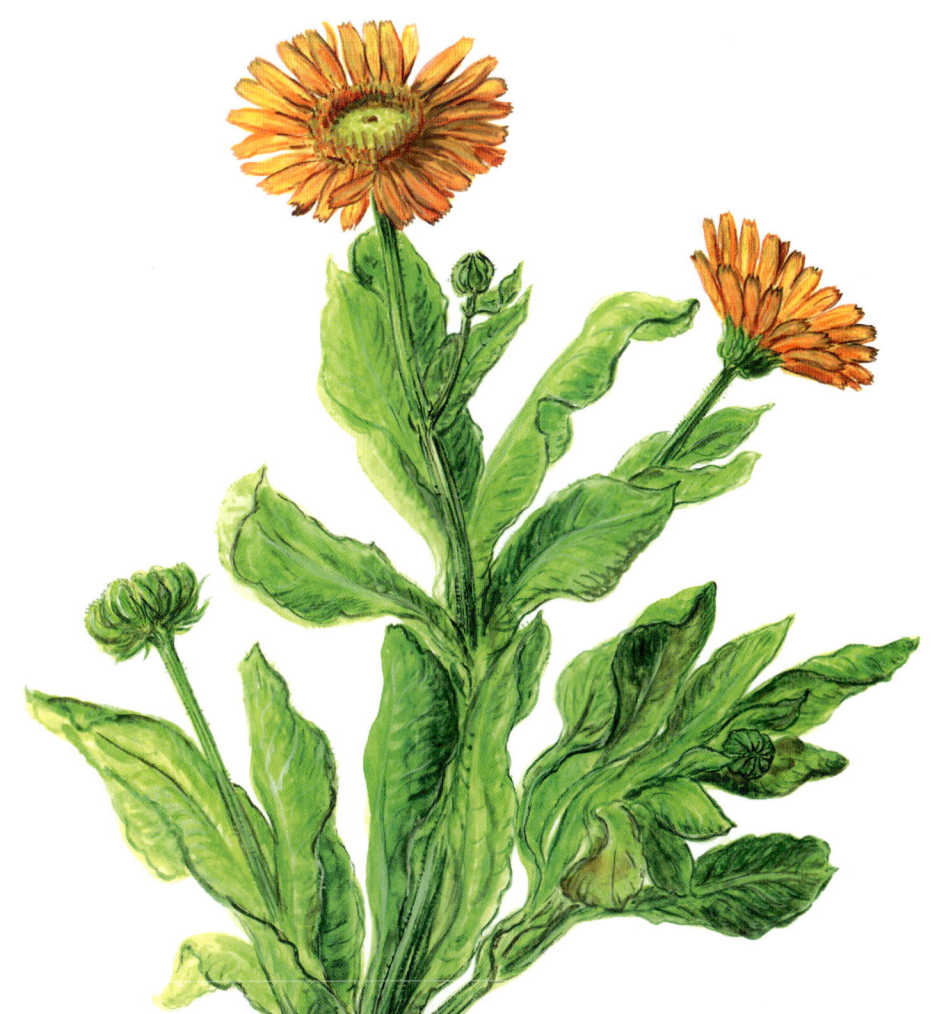

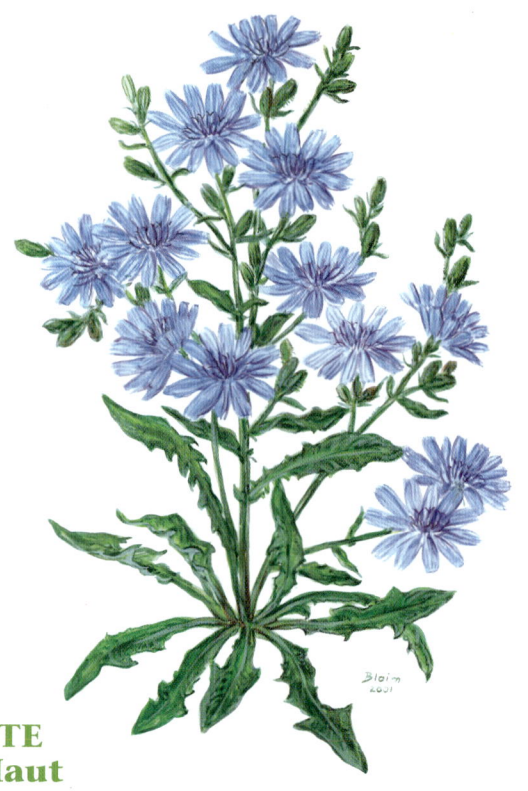

Cichorium intybus

DIE GEMEINE WEGWARTE
Unterstützt Leber und Haut

Scivias – »Wisse die Wege« nennt die heilige Hildegard eines ihrer berühmten Werke. Ein Slogan gleichsam, der an Aktualität nichts verloren hat. Mittlerweile geht ohne Navigationsgerät im Straßenverkehr scheinbar nichts mehr. Selbst zu Fuß können wir es benutzen, so sehr, dass es uns beherrscht. Und doch kennen wir immer weniger unsere Wege vor und zurück, oder anders formuliert: Es fehlt uns der Blick in unsere Geschichte und in unsere Zukunft. Vielen Menschen bleibt es zudem nicht erspart zu rasen und zu hetzen. Auch ich eile von Termin zu Termin, mit dem Auto von Dorf zu Dorf. Doch eines habe ich ansatzweise gelernt: die Pflanzen am Wegrand nicht zu übersehen. Im Augenwinkel haben sie allemal Platz. Und helfen mir auf meinem Weg. Ja, eine von meinen Freundinnen heißt sogar Wegwarte. Sie soll an erster Stelle stehen, um den Weg in dieses Buch zu weisen.

Sie verlangt nicht viel. Karg ist oft der Boden, auf dem sie steht. Sie zählt zur Familie der Korbblütler (Asteraceae). In unseren Breiten wächst sie vorwiegend an Weg- und Straßenrändern, kommt also mit wenig zurecht. Sie bildet eine tief reichende Pfahlwurzel aus, die der Pflanze Halt gibt und sie die niederschlagsarmen Zeiten meistern lässt. Die Wuchshöhe beträgt mehr oder minder einen Meter. Ihre Stängel sind sparrig-ästig ausgebildet. Die Blütenblätter sind meist himmelblau gefärbt, ganz selten auch weiß. Diese zeigt uns die Wegwarte zwischen Juni und Oktober.

In den Notzeiten hat man auf die Wegwarte zurückgegriffen. Und durch die Jahrhunderte wurde sie geschätzt. Der große Arzt und Philosoph Paracelsus schreibt der Wegwarte schweißtreibende Kraft zu. Sebastian Kneipp kennt sie als helfend bei Magen-, Darm- und Lebererkrankungen. Sie enthält den wichtigen Stoff Eisen, der unseren Körper unterstützt, von der Lunge den lebensnotwendigen Sauerstoff in alle Winkel unseres Organismus zu transportieren und so alle organischen und geistigen Lebensvollzüge zu ermöglichen. Wenn alles gut funktioniert, signalisiert das der Körper auch über die Haut. So kann der Tee, der aus Blüten und Blättern des Krautes zubereitet wird, unsere äußere Hülle von innen heraus straffen und stärken.

Ich bleibe vor der Wegwarte stehen und unterbreche mein Getrieben-Sein. Dann schaue ich auf die Pflanze und nehme Schritt für Schritt wahr, was sie mir sagt. Ihre kräftige Wurzel reicht tief hinunter, dort, wo sie steht. Ihre Blüten spiegeln durch ihre Farbe gleichsam den Himmel wider. Sie richten sich nach Osten aus, dorthin, wo die Sonne aufgeht. Am Anfang des Tages brechen ihre Blüten auf und nehmen begierig das Sonnenlicht auf, das in der ersten Tageshälfte zu erhaschen ist. Gegen Abend hüllt sich die Wegwarte in Bescheidenheit und macht kein großes Aufsehen um sich. Sie sammelt neue Kräfte für den nächsten Tag, um dann zur Stelle zu sein, wenn die Sonne von Neuem ihren Lauf am Himmel beginnt und Leben auf der Erde voranbringt.

Die Zichorie, wie die Wegwarte auch heißt, ist mir sympathisch. Sie lädt mich ein, meine Existenz zwischen Erde und Himmel einspannen zu lassen. Sie gibt mir Kraft, den Tag nicht zur Nacht werden zu lassen. Ihr Rhythmus ist mir Fingerzeig, die Ordnung der Natur auch zur Ordnung meines Tages werden zu lassen. Sie ist so etwas wie eine pflanzliche Sonnenuhr. Mein Gemüt wird wach, wenn ich auf die Wegwarte schaue und ihre Sinnsprache in mein Leben einbaue. Und meine Haut wird gesund, wenn ich ihre heilende Wirkung in mich aufnehme.

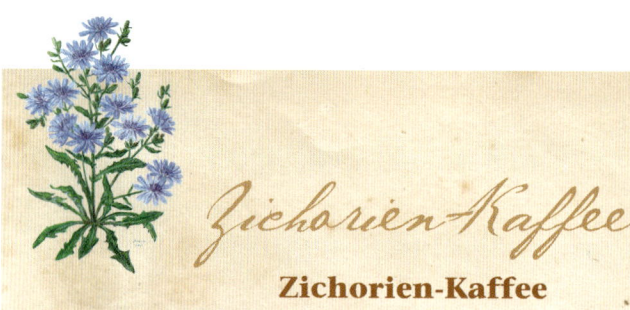

Zichorien-Kaffee

Dieses Rezept stammt von der Großtante von Kräuterpfarrer Weidinger, der Agnes-Basl, die 1934 im Alter von 97 Jahren starb.

Zweijährige Wegwartewurzeln ausgraben, reinigen (dabei mit Wasser sparsam umgehen), am besten kratzt man mit einem Stück Holz den Schmutz ab und reibt mit einem trockenen Tuch nach. Die gesäuberten Wurzeln spalten, auffädeln und in einem sonnengeschützten Raum trocknen lassen; eventuell bei künstlicher Temperatur bis zu 50 °C nachtrocknen.

Für einen schmackhaften Kaffee-Ersatz braucht man noch getrocknete Apfelschalen (möglichst von ungespritzten alten Bauernsorten) und Trockenfeigen.

Die getrockneten Zichorienwurzeln werden im Backrohr geröstet, dann in kleine Stücke gebrochen und mit den ebenfalls gut getrockneten Apfelschalen in der Kaffeemühle gerieben. Die Feigen mahlt man mit der Mohnmühle. Das Mischverhältnis beträgt 2 Teile Wegwartewurzeln und je 1 Teil Apfelschalen und Feigen. Danach wird alles durchgeknetet, zu einer Rolle geformt und im Backrohr nachgetrocknet. Man bricht stückweise davon herunter oder mahlt es nochmals und verwendet das Pulver für die Kaffeebereitung.

Dieser sogenannte Zichorien-Kaffee, den auch unsere Großmütter sehr schätzten, dient als bekömmlicher und verdauungsfördernder Kaffee-Ersatz.

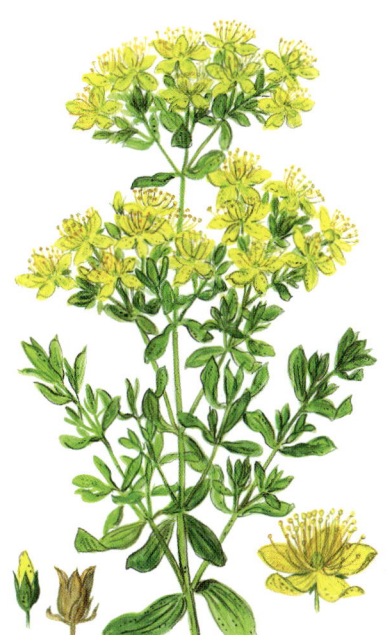

Hypericum perforatum

DAS ECHTE JOHANNISKRAUT
Gleicht aus und hebt die Stimmung

Wer glaubt heute noch an Dämonen? Ich denke, es sind mehr, als wir für möglich halten. Und nicht minder viele sind es, die ein Heilkraut gegen alles suchen, also auch gegen die bösen Geister. Als das »Kreüterbuch« von Leonhart Fuchs 1543 zu Basel gedruckt wurde, war darin folgende Feststellung über das Johanniskraut zu lesen: *»Vonn den gemeinen Kreütern würd diß gewechs zu Latein Perforata und FUGA DAEMONUM geheyssen, darumb dass sein blettlin so sie gegen die sonnen werden gehalten, seyen als werens mit nadeln durchstochen, und das es alle gespenst vertreiben soll.«*

Wie es jeder mit den guten oder bösen Mächten hält, steht hier nun nicht zur Debatte. In den vielen psychischen Schwächen und Erkrankungen aber, die uns begegnen, stehen wir oft machtlos da, egal ob es uns selbst oder die Mitmenschen betrifft. In irgendeiner Art und Weise ist immer ein Ungleichgewicht, eine Unausgewogenheit da, die es zu bewältigen gilt.

Wie von Fuchs vorhin so treffend beschrieben, ermöglicht das Johanniskraut einen Ausgleich zwischen Himmel und Erde.

Das anscheinend perforierte Heilkraut wächst gerne auf sonnigen Hängen. Es weist drei klare Merkmale auf: 1. Der Stängel ist zweikantig und etwas zusammengedrückt. 2. Wer die Blätter gegen das Licht hält, wird darin helle kleine Punkte entdecken, die den Eindruck erwecken, als seien diese durchlöchert. 3. Die gelben Blüten verfärben sich blutrot, wenn sie zwischen den Fingern verrieben werden. Unter den verschiedenen Arten ist das Echte Johanniskraut am weitesten verbreitet, nämlich über ganz Europa bis hin nach Westasien und Nordafrika. Ab dem 24. Juni, dem Geburtsfest Johannes des Täufers, nach dem das Heilkraut benannt ist, bis hinein in den September kann man die Blüten ernten und trocknen.

Wo Himmel und Erde sich berühren, befindet sich der Horizont. Je weiter dieser in mein Blickfeld gezogen ist, desto mehr kann ich atmen und mich frei fühlen. Wer depressiv und niedergeschlagen ist, dem fehlt es an Aussichten und Motivation. Wenn ich also ein Blatt des Johanniskrautes pflücke und es gegen das Licht halte, dann stell ich mir das Firmament vor, das der Schöpfer selbst jeden Abend über mir ausbreitet. Gewiss, der pflanzliche »Sternenhimmel« hat seinen Grund in den Ölbläschen, von denen das Blatt und die Blüte durchzogen sind; aber gerade darin enthält sich die wertvolle Substanz, die einen psychischen und physischen Ausgleich vorantreiben kann. Diese Tatsache wird ja auch von der Medizin geschätzt und angewandt.
Das Johanniskraut zählt zu den Pionieren unter den Heilkräutern. An Bahndämmen und auf sandigen Halden und Wegen versucht es einen Platz für andere zu schaffen und ihnen damit eine Zukunft zu ermöglichen.

In den Kräuterbüscherln, die am 15. August, dem Großen Frauentag, gesegnet werden, sollte das Johanniskraut auf keinen Fall fehlen. Durch das getrocknete Kraut, das an einem Bild oder im Herrgottswinkel aufbewahrt wird, kommt zum einen der Dank an Gott zum Ausdruck, der uns so vieles Wertvolles in der Welt entdecken lässt, und zum anderen ist uns eine Erinnerung gegeben, auf die Heilkräfte der Natur auf keinen Fall zu verzichten.

Noch ein Hinweis: Alle Anwendungen mit Johanniskraut machen lichtempfindlich. Schützen Sie Ihre Haut in dieser Zeit vor direkter und intensiver Sonneneinstrahlung!

Johanniskraut-Öl

100 g frische Blüten abzupfen, zerdrücken und in ½ l kaltgepresstem Pflanzenöl zwei Monate in einem weithalsigen Weißglasgefäß in die Sonne stellen. Diesen Ölansatz soll man täglich durchrühren.

Zuletzt wird das Öl abgeseiht und durch ein Leinentuch oder einen Filter gepresst. Das fertige Johanniskraut-Öl hat eine wunderschöne rote Farbe. Man füllt es in braune Fläschchen, die man dunkel und kühl lagert.

Dieses altbewährte Hausmittel hilft zur Pflege von trockener, schuppiger Haut, es wirkt beruhigend und verleiht dem Gemüt einen Aufschwung. Weiters entfaltet das Johanniskraut-Öl bei Sonnenbrand, Brandwunden, Blutergüssen und Quetschungen seine wohltuende Wirkung. Als Einreibemittel tut es Nerven und Gelenken gut und dient als stimmungsaufhellendes Massageöl.

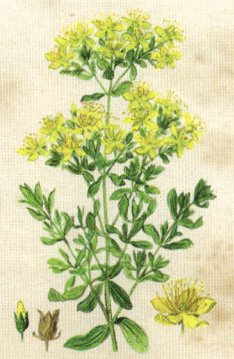

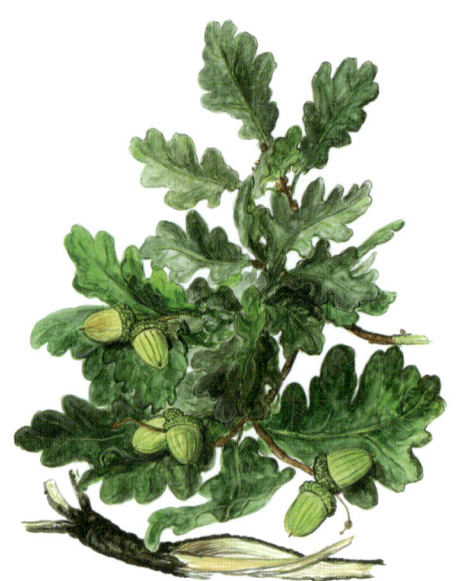

Quercus robur

DIE STIELEICHE
Gerbstoffreich und entzündungshemmend

In der Sinnsprache der Bäume steht die Eiche gleich zu Beginn des Frühlings im Vordergrund. Ihr ist besonders der 21. März gewidmet, der zugleich der Todestag des heiligen Benedikt ist. An diesem Tag verschied auch Kräuterpfarrer Weidinger im Jahr 2004.

Die Eiche ist ein starker Baum, den nichts erschüttern kann. Die Früchte, die Eicheln, dienen im Herbst vielen Tierarten als Nahrung zum Anlegen der für den Winter notwendigen Fettreserven. In längst vergangenen Zeiten hielt man das Haustier Schwein praktisch nur in Freilandhaltung. Im Herbst trieben die dafür bestellten Hirten die Tiere in die Wälder zur sogenannten Eichelmast. Aber seit jeher wurde die Eiche auch zu Heilzwecken herangezogen. Im Kräuterbuch des Jacob Theodor Tabernaemontanus aus dem Jahr 1731 lesen wir über die Kraft des Eichenbaumes: »*Alles was an dem Eichenbaum ist, als nemlich die Rinde, Blätter, Eicheln und deren Häutlein (zwischen den Eichelkern und deren Schele) haben ein Kraft und Natur, damit sie zusammenziehen.*«

In Mitteleuropa ist die Stieleiche die am weitesten verbreitete Vertreterin ihrer Art. Zusammen mit der bei uns ebenfalls heimischen Traubeneiche (Quercus petraea) zählt sie zur Familie der Buchengewächse (Fagaceae). Sie liebt nährstoffreiche und tiefgründige Lehmböden. Schon früh hat der Mensch sie bewusst angepflanzt, um Holzreserven für alle möglichen Verwendungszwe-

cke zu haben. In sämtlichen Teilen des Baumes ist eine Reihe von Gerbstoffen enthalten, die seit eh und je in der Medizin ihren Einsatz fanden. Eichenrinden-Bäder bewähren sich vor allem bei Entzündungen der Haut oder bei Schleimhautentzündungen im Mund oder im Rachen, ferner auch im Anal- und Genitalbereich. Weidinger empfahl die Einnahme von Eichenrinden-Pulver bei Osteoporose.

Ich kenne in meiner Heimat etliche alte Eichen, die noch nicht der Motorsäge zum Opfer gefallen sind. Wenn ich mich vor die Eiche stelle, dann kann ich nur sagen: Sie ist ein königlicher Baum. In vielen Kulturen hatte sie eine Vorrangstellung unter allen Bäumen. Gerade auch in der Bibel kann ich die Eiche als Markierungspunkt wichtiger Ereignisse der Geschichte Gottes mit den Menschen entdecken. So hat Abraham zum Beispiel Gott selbst unter der Eiche von Mamre bewirtet, die bis heute in Hebron zu besichtigen ist und auf ein Alter von 5000 Jahren geschätzt wird.

Alles, was mich und meine Zellen zusammenzieht, macht mich wach und aufmerksam. In diesem Zustand kann ich reagieren und nur Weniges wird mich erschüttern. Die Eiche ist ein Wegweiser für mich, an dem ich mich anhalten darf. Wer tief verwurzelt ist, den hebt auch ein starker Sturm nicht so rasch aus.

Menschen, die am 21. März geboren sind, besitzen ein enormes Durchhaltevermögen. Sie widmen sich ihren Aufgaben mit großem persönlichem Einsatz und sind bei allem Fleiß stets bereit, auch immer noch zu lernen. Aber sie dulden keinerlei Druck von außen. Sie sind gleichsam aus dem harten Holz gehobelt, das wir auch von den alten Eichen kennen. Mir fällt da spontan die Tugend der Tragfähigkeit ein, die immer seltener bei unseren Zeitgenossen zu finden ist. So kann es heilsam sein, in Situationen der Erschöpfung und der scheinbaren Ausweglosigkeit zu einem alten Eichenbaum zu gehen. Betrachten Sie ihn und legen Sie beide Hände auf die raue Rinde. Sensible Menschen werden dann die Kraft spüren, die vom Fluss der Lebenssäfte eines Baumes ausgeht. So tun Sie einen konkreten Schritt zur Ernüchterung Ihrer Person und zur Festigung Ihres Willens. Situationen ändern sich, aber man kann sich selbst treu bleiben in dem, was gut ist. Eben das erzählt auch die christliche Offenbarung von Gott.

Eichenrinde

Gewinnung und Anwendung der Eichenrinde

Möglichst junge, dünne Zweige und Ästchen werden im Frühjahr geschnitten. Die Rinde darf noch nicht borkig sein. Sie wird vom Holz gelöst, zerkleinert und getrocknet. Vor Feuchtigkeit und Lichtzutritt geschützt aufbewahren.

Für die äußerliche Anwendung werden 2 Teelöffel Rindenstückchen in ¼ l kaltes Wasser gegeben, gut aufgekocht, 10 Minuten zugedeckt ziehen gelassen, dann abgeseiht. Dieser Tee dient für Bäder und Waschungen bei Hauterkrankungen, Frostbeulen, Hämorriden, Nachtschweiß, Rheuma- und Gichtleiden.

Eichenrinden-Tee eignet sich ebenso hervorragend als Gurgelmittel bei Halsschmerzen sowie für Spülungen bei Mundschleimhautentzündungen und Zahnfleischbluten.

Bei Osteoporose soll man zweimal täglich ½ Teelöffel voll Eichenrinden-Pulver einnehmen, gut mit Speichel im Mund verteilen und etwas Wasser nachtrinken. Als Kur drei Wochen lang angewandt, festigt dies nicht nur die Knochen, sondern gleichzeitig auch das Zahnfleisch.

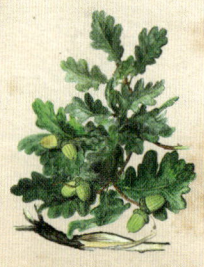

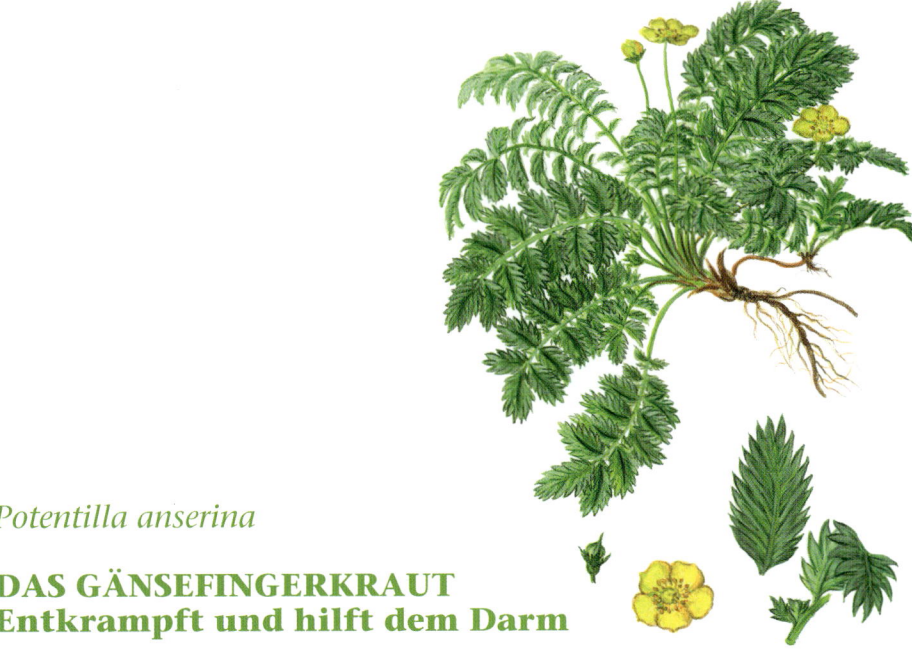

Potentilla anserina

DAS GÄNSEFINGERKRAUT
Entkrampft und hilft dem Darm

Seit einigen Jahren begleitet eine Schar Gänse meinen oft terminreichen und arbeitsreichen Alltag. Ich war einfach nur neugierig. Mein Interesse an der Vogelwelt war immer schon groß. So fuhr ich eines Tages los und kaufte eine Schar kleiner Gössel. Zu Hause wieder angekommen, setzte ich die Kücken auf die grüne Wiese im Konventgarten. Und siehe: Sie folgten mir bei den ersten Schritten, als wäre ich die Muttergans. Um nicht gleich bei Konrad Lorenz zu landen, bleibe ich bei der Nahrung meiner gefiederten Freunde. Auf den Dorfangern hatten die Gänse seit jeher ihren Weideplatz. Dort finden sich auch auf den nährstoffreichen Wiesen, aber ebenso nahe der Wege und Äcker die Pflanzen.

Das Gänsefingerkraut, auch Anserine oder Krampfkraut, wie es aufgrund seiner Wirkung genannt wird, zählt zur großen Familie der Rosengewächse (Rosaceae) und darin wiederum zur Unterfamilie der Rosoideae. Sie ist eine ausdauernde Pflanze, die auch mit trockenen Wetterperioden gut umgehen kann. Als Pionier erschließt sie oft für andere florale Genossen den Boden. Ihre Blätter sind gegenständig gefiedert. Zwischen Mai und September bildet sie ihre langgestielten gelben Blüten aus. In der Folge reifen davon kleine Nüsschen, die sich dann vom Blütengrund ablösen. Die Anserine ist eine weitkriechende Pflanze, die eine maximale Wuchshöhe von 20 cm erreicht.

Wie eben angesprochen, hat sich das Gänsefingerkraut in der Heilkunde als wertvoll erwiesen. So lindern seine Wirkstoffe die Krämpfe, die zusammen mit Magen- und Darmbeschwerden einhergehen. Zudem findet die Anserine Anwendung bei schmerzhaften Menstruationskoliken. Der Volksglaube hat früher das Krampfkraut als Amulettpflanze herangezogen. Ein wenig zum Schmunzeln ist in diesem Zusammenhang die Feststellung, dass man in längst vergangenen Zeiten die Wurzel des Fingerkrautes am Johannistag (24. Juni) ausgraben musste, um damit die Liebe eines bestimmten Menschen gewinnen zu können.

Das Gänsefingerkraut gilt als Kulturfolger. Die Pflanze hat es in den letzten Jahrzehnten auch geschafft, entlang der Ränder von Autobahnen und Straßen ihren Standort zu finden. Grund dafür ist ihre Widerstandsfähigkeit gegenüber Salz, das ja vermehrt im Winter zum Einsatz kommt.

Wie viele Folgen der sogenannten Zivilisation wirken sich für uns Menschen und letztlich für unsere Umwelt negativ aus? Wir könnten da eine ganze Litanei aufzählen und kämen kaum an ein Ende. Das Gänsefingerkraut gibt mir einen Anstoß, mich mit der gegenwärtigen Wirklichkeit auseinanderzusetzen. Wenn auch noch so viele sich schwer tun diese anzunehmen, will ich es trotzdem probieren, mich dem Jetzt zu stellen. Arten der Flucht gäbe es genug. Am Straßenrand steht aber eine kleine ausdauernde Pflanze, die mir die Krämpfe nimmt. Ich brauche nicht alles selbst zu richten, nicht alles selbst zu schaffen. Die Bibel berichtet, dass der Mensch erst am sechsten Tag der Schöpfung aus der Erde geformt wurde. Es war schon alles da. Und ein anderer hatte bereits für alles Notwendige gesorgt.

So bedarf es unbedingt des Vertrauens, um wirklich leben zu können. In der Anserine sind unter anderem auch Stoffe enthalten, die zur Linderung von Schmerzen beitragen können. Die Sehnsucht nach einem erfüllten Leben kann so groß sein, dass sie wehtut. Wie wohltuend ist da der Blick auf meine Gänseschar, die auf der Wiese ausruht, nachdem sie sich satt geweidet hat. Die Tiere vertrauen anscheinend darauf, dass Gott und Menschen für sie sorgen.

Gänsefingerkraut-Tee

Für Heilzwecke schneidet man bei Schönwetter die oberirdischen Sprosse, also das Kraut der Anserine, zur Zeit der Vollblüte ab. Es darf aber nicht verstaubt oder von Krankheiten befallen sein! Das Sammelgut wird im Schatten, im Luftzug unter öfterem Wenden bei bis zu 45 °C getrocknet, dann klein geschnitten und verschlossen aufbewahrt.

Für den Tee nimmt man 2 Teelöffel zerkleinertes Gänsefingerkraut, übergießt es mit ¼ l kochendem Wasser und lässt dies zugedeckt 15 Minuten lang ziehen. Danach wird der Tee abgeseiht und schluckweise getrunken, 3 Wochen lang 2 bis 3 Schalen täglich. – Dieses hilfreiche Hausmittel sollten sich all jene zunutze machen, die unter nächtlichen Wadenkrämpfen oder Menstruationsschmerzen leiden.

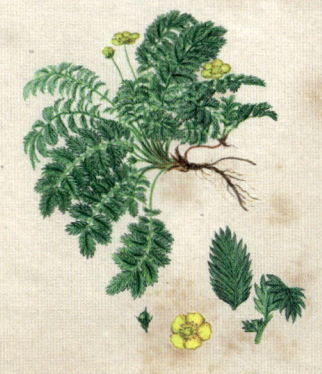

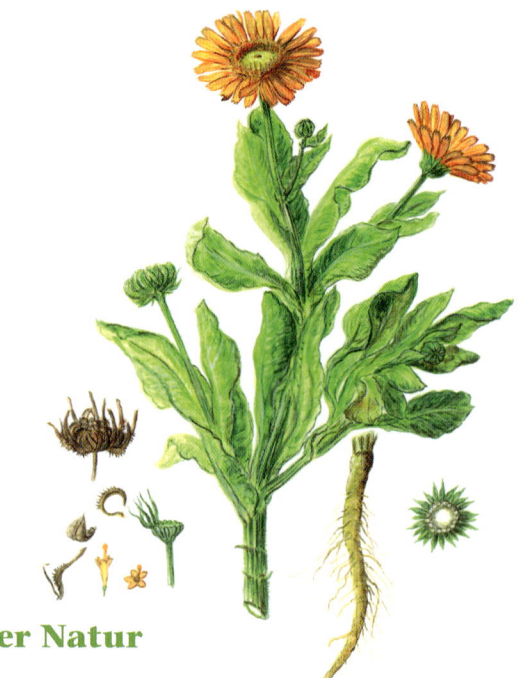

Calendula officinalis

DIE RINGELBLUME
Ein heilendes Lächeln der Natur

Kaum ein Bauerngarten kommt ohne sie aus. Sie besticht allein schon durch ihre kräftig orangen Blüten, die sich lichthungrig der Sonne entgegenstrecken. Kräuterpfarrer Weidinger bezeichnete einst die Heilkräuter als ein Lächeln des Schöpfers, das sich dem Menschen gerade in herausfordernden Situationen zuwendet. In dieser Weise dürfen wir schon allein den Dienst annehmen, den uns die Ringelblume durch ihr äußeres Erscheinungsbild schenkt.

Es gibt über dieses Heilkraut auch die Überlieferung, dass unsere Vorfahren die Butterblume, wie sie auch genannt wird, als Wetterzeiger verwendeten. So hieß es, dass, wenn die Blüten bis über 7.00 Uhr früh hinaus geschlossen blieben, es noch an diesem Tag regnen werde.

Es ist vielleicht ja gar nicht so schlecht, aus dem Verhalten unserer Mitbewohner auf Erden Prognosen zu ziehen und dadurch intensiver mit der Natur zu leben.

Unsere heilende Freundin hat mehrere volkstümliche Namen. Man nennt sie gerne Goldblume, Gartendotterblume, Ringelrose oder Rinderblume. Die Ringelblume ist eine einjährige krautige Pflanze. Die Stängel erreichen eine Höhe zwischen 30 und 50 cm. Diese sind flaumig behaart und kantig. Wer die Blätter anfasst, merkt, dass auch sie von feinen Härchen überzogen sind und sich klebrig anfühlen. An ihren Blüten erkennen wir, dass die Ringelblume zur Familie der Korbblütler (Asteraceae) zählt. Die Früchte dieses Krautes sind auch für seinen Namen verantwortlich. So bildet die Ringelblume lange Schließfrüchte aus, die zum Teil sichelförmig, gekrümmt oder eben ringförmig gebogen sind. Als Inhaltsstoffe birgt sie vor allem Flavonoide. Im Fett der Früchte findet sich unter anderem die sonst selten vorkommende Calendulasäure.

In ihren Heilwirkungen ist die Ringelblume sehr geschätzt und bekannt. Vor allem akzeptiert unsere menschliche Haut sie als unterstützende Helferin. So hilft die Pflanze mit ihren Wirkstoffen mit, dass Schwellungen zurückgehen und Bakterien nicht so schnell ihr Quartier bei uns aufschlagen können. Sie ist entzündungshemmend, reinigend und schweißtreibend. Die Ringelblume trägt dazu bei, manchen Krampf wieder zu lösen. Dieser Umstand kommt z. B. den Frauen zugute, die unter Periodenkrämpfen leiden.

Mit diesem wertvollen Heilkraut werde ich aber immer wieder an das Leid erinnert, das nicht unbedingt öffentlich zu bemerken ist. Ich denke hier vor allem an die bettlägerigen Menschen, die nicht mehr mobil sind. Durch das ständige Liegen wird die Haut wund und offen. Gerade hier kommt die Ringelblumen-Salbe zum Einsatz, damit sich die offenen Stellen wieder erholen und zusammenwachsen.

Freundlichkeit und Geduld sind daher zwei Stichworte, die leidende Zeitgenossen mindestens so nötig haben wie Medikamente. Die Ringelblume weist mich hin auf all die vielen, die an den Krankenlagern ausharren, um ihren Lieben ein einigermaßen erträgliches Dasein zu ermöglichen. Ich kenne Gott sei Dank noch Menschen, die ihre Ehegatten und Verwandten zu Hause gepflegt haben, bis sie ihre Augen für immer schlossen. Die Ringelblume hilft mir, auch die bittere Seite des Lebens in Betracht zu ziehen. Sie ringt mir ein Lächeln ab, das ich jenen weiterschenken darf, die ich an den Krankenbetten daheim oder in den Spitälern besuchen darf. Nach außen hin scheint das nicht viel. Doch ist es meistens ein Anhaltspunkt für die Hoffnung, die ihren Grund in der Tatsache hat, dass Gott die Welt geschaffen hat und sich ihrer auch immer wieder erneut annimmt. In der Bibel heißt es so schön über Jesus Christus, der selbst dem Leiden ausgeliefert war: »*Durch seine Wunden sind wir geheilt.*« (Jes. 53,5)

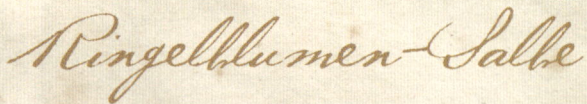

Ringelblumen-Salbe

400 g Schweineschmalz (am besten Darmfett) mäßig erhitzen, 100 g abgezupfte Ringelblumen-Blütenblätter (ohne Blütenkörbe) einrühren, vom Herd nehmen, erkalten lassen. Das Fett zwei- oder dreimal erneut erhitzen (aber nicht zum Kochen bringen), bis es eine schöne gelbe Farbe angenommen hat, dann filtrieren.

Als weitere Zutaten benötigt man: 100 g Ringelblumen-Ölauszug, 40 g Weizenkeimöl, 20 g Mandelöl, 20 g Avocadoöl, 30 g Lanolin (Wollfett), 30 g Kakaobutter, 100 g Bienenhonig, 15 g Gelbes Bienenwachs, 15 g Schaftalg, 1 Esslöffel Rosenwasser.

Fertigstellung der Salbe: Lanolin, Kakaobutter, Bienenhonig, Gelbes Bienenwachs und Schaftalg im Wasserbad zergehen lassen, das Ringelblumen-Fett beifügen. Gut durchrühren, zum Schluss die Öle und das Rosenwasser hinzugeben. Nochmals durchrühren, die Salbe in kleine Tiegel füllen und auskühlen lassen. Dunkel und kühl lagern.

Diese Ringelblumen-Salbe ist ideal zur Handpflege bei rauer und rissiger Haut. Für empfindliche Haut eignet sie sich ebenfalls sehr gut. Bei offenen Wunden soll man die Salbe rundherum auftragen.

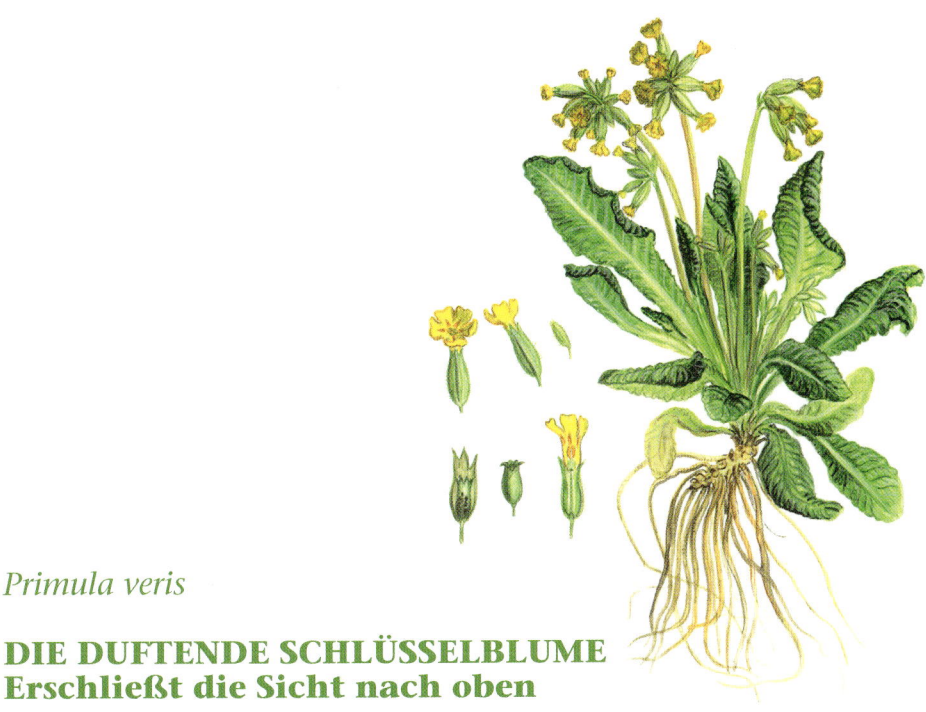

Primula veris

DIE DUFTENDE SCHLÜSSELBLUME
Erschließt die Sicht nach oben

Der November des Jahres 2010 begann mit ungewöhnlich warmen Außentemperaturen. Da kann es schon vorkommen, dass auch die Natur verrückt spielt. So schaue ich bei meinem Spaziergang durch den Konventgarten in Geras auf den Boden. Mitten aus dem Gras reckt eine Schlüsselblume ihr gelbes Köpfchen und meint, den Frühling vorwegnehmen zu können. Ich bleibe stehen, kann mir ein Lächeln nicht verkneifen und beginne zu denken. Es ist vielleicht ganz gut, mit der Hoffnung auf den Frühling in den nahenden Winter hineinzugehen. Gerade im Waldviertel braucht es viel Kraft für die nebelige und eisige Zeit. Die dichte Wolkendecke tut oft das Ihre zur Senkung des Gemütes.

Nach ihrem wissenschaftlichen Namen ist die ganze Gattung benannt, der die Echte Schlüsselblume oder Himmelschlüssel, wie wir sie gerne bezeichnen, angehört. Sie ist eine ausdauernde, krautige Pflanze. Sie wird kaum höher als 20 cm und wächst oft in Gruppen. Gerne gedeiht sie auf trockenen Wiesen oder in lichten Eichen- und Hainbuchenwäldern. Sie ist bis zu einer Seehöhe von 1500 Metern anzutreffen. Sie liebt kalkhaltige Böden und kommt praktisch in ganz Europa und den gemäßigten Zonen des westlichen Asiens vor. Als Erkennungsmerkmal dient unter anderem der Blütengrund der Duftenden

Schlüsselblume, auf dem sich fünf orange Flecken befinden. Sie blüht zwischen Februar und Juni, je nach den örtlichen klimatischen Verhältnissen. Im ökologischen Gleichgewichtshaushalt der Natur erfüllt die Schlüsselblume die Aufgabe eines Wirtes für Schmetterlingsraupen. Stellvertretend für selten gewordene Arten sei nur der Schlüsselblumen-Würfelfalter genannt.

Im Buch Jesus Sirach findet sich ein schöner Satz: »*Ein treuer Freund ist wie ein festes Zelt; wer einen solchen findet, hat einen Schatz gefunden.*« (Sir. 6,14) Kräuterpfarrer Weidinger hat einst im Sinn des Franz von Assisi die Schlüsselblume als nahe Verwandte angesprochen. Er schrieb: »*Schwester Schlüsselblume, man schätzt dich als lösendes Heilkraut bei Brustbeklemmung und arger Trostlosigkeit.*« So hat er auch ein gutes Rezept für ein fröhliches Gemüt zur Hand. Man nehme Fenchel, Anis, Kümmel und Schlüsselblumen-Blüten frisch oder getrocknet, alles zu gleichen Teilen, und gebe ein oder zwei Wacholderbeeren dazu und koche davon einen wohlschmeckenden Tee. Gerade, wenn die Welt um einen herum zusammenzubrechen droht, brauchen wir so unaufdringliche Freunde, wie es die Pflanzen sind, um wieder Fuß fassen zu können.

Und im Frühling lädt die Schlüsselblume dazu ein, dem inneren Trend zu widerstehen, der mir einflüstert, dass alles so bleiben soll, wie es ist. Nach einem Winter, in dem wir uns vielleicht auch geistig ins eigene Nest verkrochen haben, gilt es wieder flügge und wach zu werden, offen für die vielen Chancen, die Gott uns tagtäglich vor die Tür oder an den Wegrand stellt, um unser Leben zu gestalten und uns selbst als beste Gabe für den momentanen Augenblick einzubringen.

Besser kann es noch Hildegard von Bingen sagen: »*Dieses Kraut – der Himmelschlüssel – empfängt hauptsächlich von der Sonne seine Kräfte. Daher unterdrückt es die Melancholie des Menschen. Die Melancholie nämlich, wenn sie im Menschen aufsteigt, macht ihn traurig und in seinem Wesen unruhig und lässt ihn Worte gegen Gott aussprechen, was die Geister sehen und zu ihm eilen und ihn oft durch ihre Einflüsterungen in den Wahnsinn treiben. Daher lege dieser Mensch das Kraut auf das Fleisch und an sein Herz, damit es davon warm werde.*« Die Duftende Schlüsselblume steht auch bei Gicht, Rheuma und Keuchhusten helfend an deiner Seite. Wenn sich der Himmel über dir auftut, hat alles eine neue Perspektive. Manchmal ist eine kleine Pflanze der Schlüssel hierfür.

Schlüsselblumen-Likör

Die Blüten werden bei sonnigem und trockenem Wetter um die Mittagszeit gepflückt. Ein weithalsiges Glasgefäß bis zur Hälfte mit den duftenden gelben Blüten befüllen und mit 50-%igem Obstbrand aufgießen. Das Ganze gut verschließen und 14 Tage lang ins Fenster stellen, danach abseihen und filtrieren.

Nun wird mit dem halben Quantum der filtrierten Flüssigkeit Wasser 1:1 mit braunem Zucker und Beigabe von etwas Zimtrinde aufgekocht. Die Zuckerlösung abseihen, temperieren, dem Schlüsselblumen-Extrakt beimischen und nochmals 14 Tage verschlossen stehen lassen. Zuletzt in Flaschen abfüllen, dunkel und kühl lagern.

Dieser Likör ist von schöner hellgelber Farbe. Stamperlweise genossen, hilft er besonders älteren Menschen, die an Rheuma oder Gicht leiden. Auch stressgeplagte Nerven werden mit einem Schluck Schlüsselblumen-Likör besänftigt.

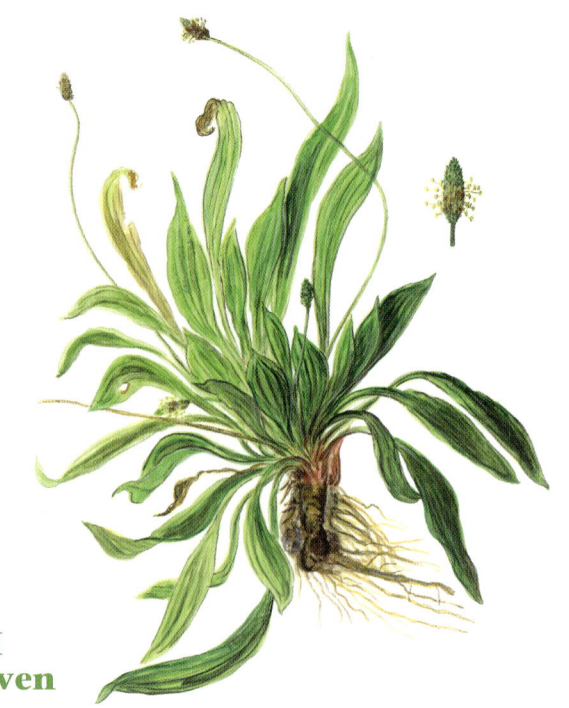

Plantago lanceolata

DER SPITZWEGERICH
Stärkt Lunge und Nerven

Adamus Lonicerus, der kundige Arzt aus Frankfurt, der in der zweiten Hälfte des 16. Jahrhunderts sein Wissen über die Heilkraft der Pflanzen zu Buche gebracht hat, kennt auch den Spitzwegerich. In seinem Werk wird diese Pflanze jedoch mit dem wissenschaftlichen Namen als *Plantago minor*, zu Deutsch als der kleine Wegerich bezeichnet. Ein wenig zum Schmunzeln regt der originale Text über die Wirkkraft des Wegerichs an: »*Welchen ein Spinn sticht, oder sonst ein anderer giftiger Wurm, der bestreiche den Stich mit dieses Krauts Safft. Auch mag man damit eines wütenden Hundsbiss waschen, ist auch gut, so man solchen Trank trinkt.*« Was hier sehr schön zum Vorschein kommt, ist die Tatsache, dass dem Spitzwegerich eine starke Heilkraft zugeschrieben wird, was sicher nicht von der Hand zu weisen ist.

Dieses Heilkraut zählt zur Familie der Wegerichgewächse (Plantaginaceae). Wenn man die althochdeutsche Herkunft des Wortes Wegerich zurückverfolgt, kann man die beiden Worte wega (Weg) und rih (König) entdecken, die den Namen bilden. Und gerade auf Wiesen und Wegen ist der Spitzwegerich anzutreffen. Die Blätter wachsen aus einer grundständigen Rosette und sind lanzettförmig. An der Rückseite befinden sich fünf bis sieben parallele Nerven. Die unscheinbaren Blüten wachsen auf einem fünfkantigen aufrechten Stiel.

Der Spitzwegerich ist eine sehr alte Heilpflanze und hat sich seit jeher bei allen Erkrankungen der Atmungsorgane bestens bewährt. So löst er Verschleimungen und hilft bei Lungenasthma. Die Pflanze besitzt eine entzündungshemmende und zusammenziehende Wirkung. So erweist sich unter anderem die Einnahme des frischen Presssaftes des Spitzwegerichs als besonders hilfreich. Dazu vermischt man zirka einen Esslöffel voll mit ½ Esslöffel erwärmtem Wasser und nimmt es dreimal täglich ein.

Die unscheinbare Pflanze ist ein Sinnbild für Bescheidenheit und Widerstandskraft. Viele Umstände braucht der Spitzwegerich nicht, um gedeihen zu können. Er wächst dort, wo wir uns bewegen und vorankommen. Auf den Wegen und Wiesen steigen wir unabsichtlich auf die Pflanze und sie hält dieser Behandlung stand. Der Spitzwegerich wartet gleichsam nur darauf, geerntet und gebraucht zu werden. Wer stehen bleibt und ein Wegerichblatt in die Hand nimmt, entdeckt darauf die sieben Nerven oder Rippen. Von dorther kann man Rückschlüsse auf unsere menschlichen Nerven ziehen. Das weiß auch die Signaturenlehre, die Symbol- und Zeichensprache der Pflanzen. Die Zahl Sieben ist eine heilige Zahl, nicht nur in der christlichen Überlieferung. Sie steht für etwas Volles, etwas Geordnetes. Zu Pfingsten z. B. erbitten die Christen Jahr für Jahr die sieben Gaben des Heiligen Geistes.

Manchmal können Erkrankungen der Luftwege auch ein Hinweis darauf sein, dass sich jemand in einer angespannten Situation befindet, die ein Vertrauen in sich selbst und in die gegenwärtigen Lebensumstände schwer macht. Die inwendig gespeicherten Empfindungen müssen aber ihren Weg nach außen finden, um abgeleitet werden zu können. Hier hilft der Spitzwegerich, damit das verspannte Innere wieder locker werden kann. Nur so ist es einem auch möglich, sich einem Nachschub an Gutem, den wir zum Leben brauchen, vertrauensvoll zu öffnen. Der Mensch lässt sich nicht auseinanderdividieren. Wir existieren eben in einer Einheit von Geist, Körper und Seele. Diese Einsicht wird wie der Wegerich oft mit Füßen getreten. Doch gibt es Gott sei Dank wieder vermehrt auch die Erkenntnis, dass ein heiles Dasein nur erreicht werden kann, wenn wir vor diesen drei Elementen Ehrfurcht und Respekt haben.

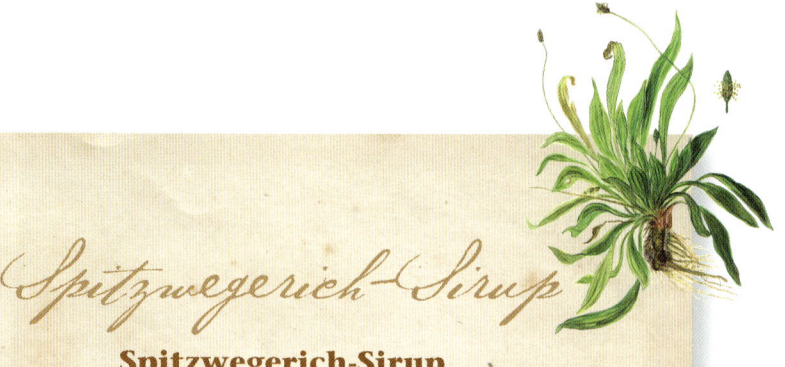

Spitzwegerich-Sirup

Ein Rezept für hochwertigen, naturreinen Hustensaft, bei dessen Zubereitung auch Kinder großen Spaß haben und später bei Erkältungen und Husten »ihren« Hustensaft mit Vergnügen einnehmen werden.

Spitzwegerich-Blätter kann man von Mai bis Oktober pflücken. Daheim das Sammelgut sogleich bei laufendem Kaltwasser waschen und gut abtropfen lassen. In ein Drei-Liter-Glas gibt man als Erstes eine zwei Finger hohe Schicht Braunzucker, dann kommt eine ebenso dicke Blätterschicht darauf. Dies wird abwechselnd fortgesetzt und jede einzelne Lage gut zusammengedrückt.

Eines ist absolut wichtig: Die erste und die letzte Lage im Glas muss eine Zuckerschicht sein! Abgeschlossen wird das volle Glas mit alkoholbestrichenem Pergamentpapier und mit einem gut schließenden Deckel zugeschraubt. Das Glas an einem dunklen Platz bei gleichmäßiger Temperatur, eventuell im warmen Keller, drei Monate lagern.

Nach Ablauf dieser Zeit den Gesamtinhalt des Ansatzglases in einem großen Topf mit ein wenig heißem Wasser aufkochen, dabei ständig umrühren. Sobald der Sirup dicke Blasen aufwirft, wird er durch ein Sieb geseiht und in heiß gewaschene, dunkle Gläser gefüllt. Fest verschließen, abkühlen lassen und beschriften. Das Abfülldatum vermerken, denn der kühl und dunkel gelagerte Sirup sollte innerhalb eines Jahres aufgebraucht werden.

Bei Husten den Spitzwegerich-Sirup 1:1 mit Bienenhonig verrührt und 3 Esslöffel voll täglich eingenommen, lässt dieses Leiden besonders schnell abklingen.

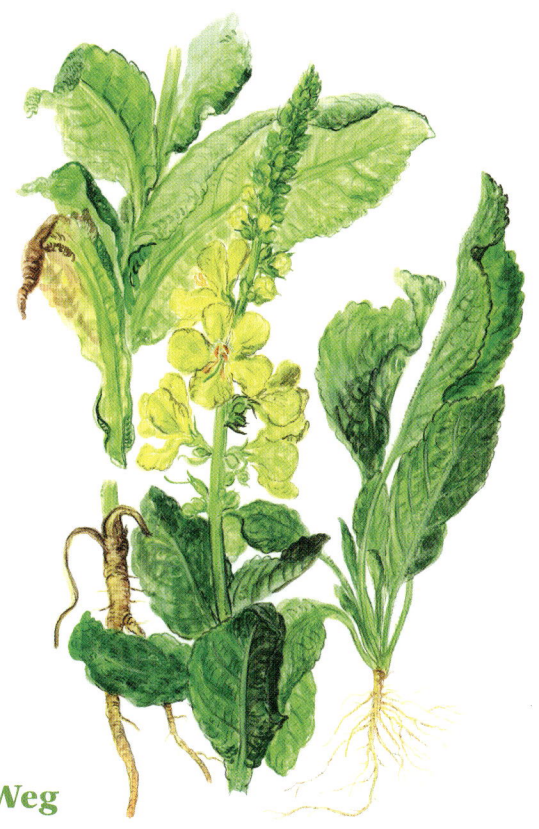

Verbascum densiflorum

DIE KÖNIGSKERZE
Bahnt dem Atem den Weg

Es ist einfach erstaunlich, an welch kargen und engen Standorten diese erhabene Pflanze hervorbricht. Nicht selten schafft es die Königskerze sogar, zwischen Pflastersteinen emporzuwachsen. Es handelt sich hier um eine zweijährige Pflanze. Im ersten Jahr bildet sich eine Blattrosette, aus der im darauf folgenden der Blütenstand austreibt. Danach stirbt die Königskerze ab.

Es gibt viele Arten der Königskerze, die zur Familie der sogenannten Braunwurzgewächse (Scrophulariaceae) gehört. Die Großblütige Königskerze, die auch für Heilzwecke herangezogen wird, kann eine Wuchshöhe bis zu drei Meter erreichen. Eine Besonderheit ist ihr Umgang mit dem Wasserhaushalt und mit trockenen Perioden. So kann sie über ihre Blattrosette das Regen- und Tauwasser zu den Wurzeln ableiten, in denen ein Speicher für längere Zeit angelegt ist. Durch ihre behaarten Blätter regelt sie sowohl die Sonneneinstrahlung als auch die Verdunstung. Die Blüteperiode dauert von Juni bis Ende September.

Die Blüten der Wollblume, wie man das sonnengelb blühende Heilkraut auch nennt, sollten immer nur bei Sonnenschein – am besten zur Mittagszeit – gepflückt werden. Zum Trocknen eignet sich ein schattiger Ort im Haus, um sie dann lichtgeschützt und trocken für den Winter aufzuheben. Eine unsachgemäße Behandlung der Blüten zeigt sich spätestens dann, wenn sich die getrocknete Droge unansehnlich braun färbt.

Die Königskerzen-Blüten bergen in sich eine großartige Heilkraft. Sie helfen bei Entzündungen der Atemwege mildernd und schleimlösend. Man könnte sie mit einem Rauchfangkehrer vergleichen, der selbst bei chronischen Zuständen eine Änderung herbeiführen kann. Allein, nicht nur der »Kamin« braucht einen freien Zug, genauso wichtig ist die Ableitung der Schadstoffe aus dem Körper durch den Urin. Königskerzen-Tee lindert Entzündungen im Harntrakt und die Reizungen durch sauren Harn. Zudem erweist sich bei Geschwüren der Haut ein Umschlag mit Tee von der Königskerze als wertvoll.

Wasser wird in naher Zukunft als Rohstoff einen hohen Wert haben. Wir kennen schon die Maßnahmen, die vielen Erdenbürgern das kostbare Nass erhalten sollen. In unseren Breiten gehen wir noch ziemlich sorglos mit diesem Element um. Die Königskerze zeigt mir, dass ich mit einem gezielten Haushalt eine Tugend stärken kann, die zunehmend an Aufmerksamkeit verliert. Es ist die Rücksicht, von der ich hier spreche. Ein jeder Einzelne von uns ist Teil eines Ganzen. Im Kampf um den eigenen Vorteil übersehen wir oft, dass wir ohne die anderen gar nicht existieren könnten. Unser Konsum ist immer noch maßlos. Und so kommen wir außer Atem, in der Meinung, in der Welt und im Leben etwas zu verpassen.

Weniger ist oft mehr. Wer es versteht, das Nötige für sich zu tun und gleichzeitig mit seinen Begabungen für andere Menschen da zu sein, der macht aus seinem Leben ein Kunstwerk. Oft erkennen andere diesen Wert erst nach dem Ableben des Tugendhaften. In der christlichen Religion kennen wir die Heiligen, die wie Fackeln durch ihr gottgefälliges Leben und ihre Fürsorge an den Mitmenschen leuchten. Die Königskerze ist für mich wie ein Licht, das gerade an kargen Stellen beweist, dass nicht viel nötig ist, um zur Entfaltung zu gelangen. Man braucht sich nur zur Sonne auszustrecken.

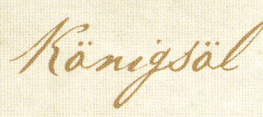

»Königsöl«

In ein weißes Glas gibt man eine Handvoll frisch gepflückte Königskerzen-Blüten und übergießt sie mit 100 g kalt gepresstem Olivenöl. Nun stellt man den Ansatz verschlossen drei bis vier Wochen ins sonnige Fenster und schüttelt ihn täglich durch. Nach dem Filtrieren ist dieses »Königsöl« gebrauchsfertig. Es hilft besonders bei Ohrenschmerzen, zur Wundheilung und zum Einreiben gegen gichtische und rheumatische Schmerzen. Weiters kann man damit auch Hämorriden und Frostbeulen kurieren.

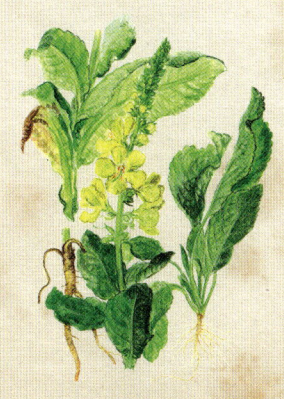

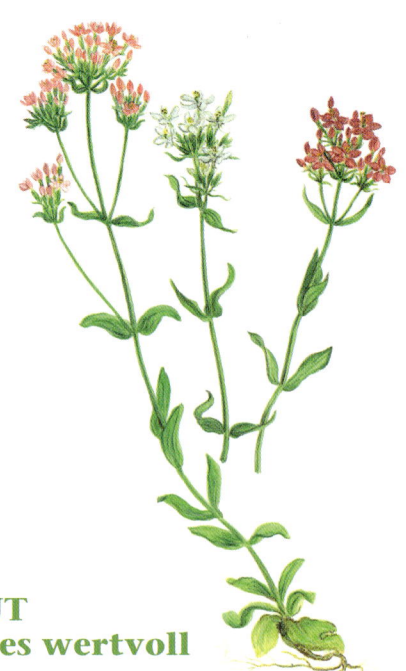

Centaurium

DAS TAUSENDGULDENKRAUT
Im wahrsten Sinne des Wortes wertvoll

Investitionen lohnen sich nicht immer. Nach außen hin scheint so vieles erstrebenswert. Doch ist es einmal erreicht, gekauft oder abgeschlossen, dann sieht das Erreichte von der Nähe ganz anders aus, als wir uns das in unserer Vorstellung – gleichsam auf unserer inneren Leinwand – ausgemalt haben. Wahre Werte zeigen sich meist in einem ganz kurzen Augenblick. Sie offenbaren sich in Überraschungen und Begegnungen. Oft sind wir lange auf der Suche, bis wir es finden. Das Tausendguldenkraut ist nicht marktschreierisch. Wer es aber findet, der hat Glück.

Das Echte Tausendguldenkraut (Centaurium minus oder C. umbellatum) zählt zu den Enziangewächsen (Gentianaceae). Die Pflanze wächst bis zu einer Höhe von 30 cm. Aus einer grundständigen Rosette treibt der Blütenstängel, an dem sich das Kraut erst oben verzweigt. Die Blüten bilden sich zwischen Juni und September und sind zart rosa oder manchmal auch weiß gefärbt. Als Wuchs- und Standort werden Halbtrockenrasen und lichte Waldränder bzw. forstliche Schlagflächen bevorzugt. Die Pflanze liebt die Wärme und ist in ganz Mittel- und Südeuropa zu finden. Die wild wachsenden Vorkommen sind geschützt und dürfen daher mit unserem vollen Respekt rechnen. Für die Naturheilkunde sind vor allem die Bitterstoffe und die ätherischen Öle des Tausendguldenkrautes von hohem Wert, nicht minder aber die darin enthaltenen Xanthone.

Unter den sehr bitteren Heilkräutern wie Kalmus, Wermut oder Enzian nimmt unsere heilsame Freundin einen besonderen Platz ein. Ein Kaltauszug vom Tausendguldenkraut kann z. B. als Badezusatz verwendet werden, um die Müdigkeit des Körpers hintanzuhalten. Gleichzeitig wirkt diese Anwendung auch zum Pflegen unreiner Haut.

Im Jahre 1485 erschien das Buch »Hortus sanitatis Germanice«. Darin finden wir schon einen Text, der bis heute einen wertvollen Hinweis gibt. In der damaligen Sprache verfasst, lesen wir dort: »*Item fur die verherte lebber und das herte milz sal man macchen eyn syropel (= Sirup) …*«. So kommen wir mit dieser alten Weisheit von der Hülle unseres Körpers in das Innere.

Es gilt als erwiesen, dass das Tausendguldenkraut die Magensaftsekretion steigert, sobald die Inhaltsstoffe der Heildroge mit der Mundschleimhaut in Berührung kommen. Hauptzielpunkte der Heilkraft des Tausendguldenkrautes sind die Galle und deren Sekret, die Leber in ihrem reinigenden Dienst für unseren Körper und die Blutbildung.

Durch ihre Bitterstoffe aktiviert die Pflanze vor allem auch unser Gedächtnis. Mit einem Schmunzeln muss ich da an meine eigene Maturaprüfung zurückdenken, wobei mir sowohl der bittere Geschmack des Tees als auch die bestandene Prüfung in sehr wacher Erinnerung geblieben sind.

Kräuterpfarrer Weidinger hat jedes Jahr, wenn er bei einem Waldspaziergang das erste Stöckel Tausendguldenkraut aufspürte, sich hingekniet und ein lautes »Deo gratias et Mariae« – Gott und Maria sei Dank – ausgesprochen, weil er die Wirkkraft des Krautes so sehr schätzte.

Warum nicht seinem Beispiel folgen? Schauen, stehen bleiben und dankbar werden. Zu Denken anfangen und zurückgreifen auf all das Gute, das in unserem Inneren gespeichert ist. Den Körper und den Geist reinigen, beide gleichsam auswinden, damit alles, was durch Bequemlichkeit und Verweichlichung darin eingedrungen sein mag, wieder entsorgt wird.

Bitterkeit ist generell gesund. Vergiss das nicht!

Tausendguldenkraut-Wein

60 getrocknetes und zerkleinertes Tausendguldenkraut (aus der Apotheke) zusammen mit 40 g Kamillenblüten und 40 g fein zerschnittener Orangenschale (aus biologischem Anbau) sowie dem Saft von 2 Orangen in ein weißes Glasgefäß geben. Mit 2 l Weißwein übergießen und verschlossen in ein sonniges Fenster stellen. Nach 3 Wochen kann man diesen Kräuterwein abseihen, in dunkle Flaschen abfüllen und stamperlweise bei Verdauungsstörungen, Appetitlosigkeit, Sodbrennen und bei allen anderen Beschwerden im Magen- und Darmtrakt zu Hilfe nehmen. Am besten wird dieser bittere Trunk jeweils 1 Stunde vor den Mahlzeiten angewendet.

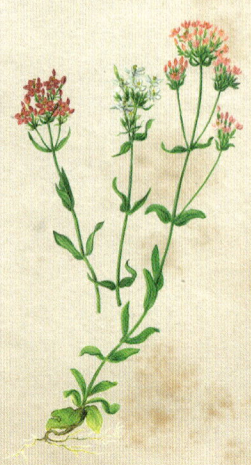

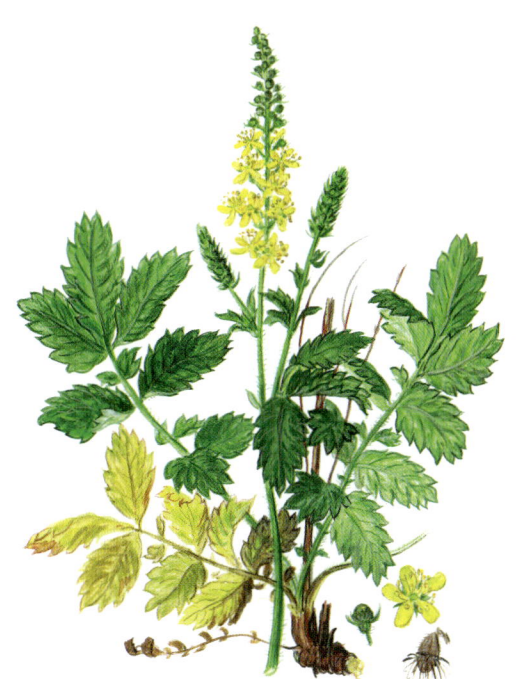

Agrimonia eupatoria

DER ODERMENNIG
Damit die Freude wieder zurückkehrt

In der historischen Forschung kennen wir von Städten und Dörfern sowie von bestimmten Menschen ihre erste urkundliche Erwähnung. Von diesen geschichtlichen Belegen leiten sich die in der Folge immer wieder gefeierten Jubiläen ab. Man ist einfach stolz darauf, an diesem oder jenem Ort verwurzelt zu sein, der eine gewisse Kontinuität und Bedeutung aufweisen kann. Für die mitteleuropäische Gartenkultur gibt es historisch gesehen ein vorrangiges schriftliches Dokument, den sogenannten »Hortulus«. Es ist das Gedicht über den klösterlichen Arzneigarten der Abtei Reichenau, das rund um das Jahr 830 n. Chr. niedergeschrieben wurde. Der Verfasser dieses naturheilkundlich äußerst wertvollen Textes war Abt Walahfrid Strabo, der im Jahr 849 auf einer Delegationsreise im Fluss Loire ertrank. Im Hortulus kommt auch der Odermennig zur Ehre der Erwähnung.

Der Odermennig zählt zur großen Familie der Rosengewächse und hat daher eine zahlreiche Verwandtschaft. Er ist beinahe auf der ganzen nördlichen Halbkugel verbreitet. Die Pflanze erreicht eine Höhe bis zu 90 cm. Der aufrechte, haarige Stängel ist fast stielrund, mehr oder weniger verzweigt und nur unten beblättert. Die Blätter sind unpaarig gefiedert, wechselständig und bestehen aus grau behaarten und grob gesägten Fiederblättchen. Die gelben Blüten sind klein und in einer ährenförmigen Traube angeordnet. Der Odermennig hat eine Pfahlwurzel, sein Geruch ist leicht aromatisch. Das Kraut enthält Gerbstoffe, ätherische Öle, Kieselsäure, Flavonoide und Bitterstoffe.

Verantwortung zu übernehmen ist nicht leicht. Oft gilt es, zwischen Parteien, Meinungen und Emotionen einen Ausgleich zu schaffen, um weiterzukommen. Der Odermennig reinigt und stärkt zugleich. Er drückt sich also nicht davor, mit dem, was er hat, etwas zum Erreichen eines Zieles beizutragen. Dazu kann er in seiner Wirkkraft einiges anbieten. Leber und Galle finden in ihm einen Muntermacher, der Stoffwechsel jemanden, der ihn anfeuert. Die Entzündungen, die mit Herrn Odermennig Bekanntschaft schließen, werden in ihrem Verlauf gehemmt und Wunden erfahren in dieser pflanzlichen Droge eine Hilfestellung.

Wer auf einem Spaziergang unterwegs ist, der findet dieses Rosengewächs nicht weit entfernt vom Weg, entlang von Büschen und Zäunen, an Waldrändern, auf Kahlschlägen und Lichtungen wie auf Heiden und Weiden.
Wenn Sie die Wirkstoffe der Pflanze verwenden, brauchen Sie weder Nebenwirkungen oder gar Vergiftungen zu fürchten. Bei der Anwendung einer Teekur ist hier wie bei allen Kräutern zu bedenken, dass die Trinkkur nie länger als drei Wochen durchgeführt und erst nach einer längeren Pause wieder fortgesetzt werden sollte.

Leber und Galle tragen wesentlich zum Wohlbefinden unseres Organismus bei. So kann es sein, dass das Gemüt unter einer Dysfunktion der inneren Organe leidet. Wenn alles aber in rechter Weise zusammenspielt und die Verdauung einigermaßen im Lot ist, kehrt auch die Freude wieder zurück, zusammen mit dem Mut, einen Schritt weiter in die Zukunft zu gehen. Wer gut drauf ist, dem sieht man das auch nach außen hin an. Die Haut ist wie ein Indikator, an dem sich so manche »Fieberkurve« einer gewissen Zeitspanne ablesen lässt. Der Odermennig trägt zum inneren Wohlbefinden sowie zur äußeren Behandlung von Haut und Wunden gleichermaßen bei. Das abgeerntete blühende Kraut gibt die Kraft der Sonne weiter, die jeden Tag neu für uns aufgeht, damit wir nicht verzagen.

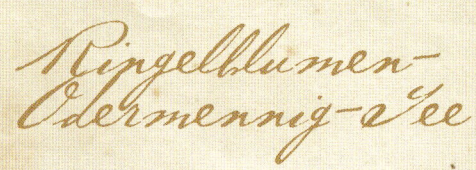

Ringelblumen-Odermennig-Tee

Tu etwas gegen den Ärger! So mahnte uns Kräuterpfarrer Weidinger: »Ärgern ist immer ungesund. Es schadet dem Körper, weil dadurch die Tätigkeit von Galle, Milz und Leber vermindert und die Steinbildung gefördert wird. Das alles wirkt sich auch auf den Magen aus, der träger arbeitet. Somit entstehen neue Leiden. Und schon sind wir bei Seele-Geist angelangt: die Freude schwindet, der Reinigungsprozess des Körpers verlangsamt sich. Die Säurebildung schreitet voran, der ›sauer-bitter-grantige‹ Mensch wird sich selbst zuwider. Langsam bricht alles zusammen, und der Kranke bleibt zurück!«

Folgende Teemischung lässt den Ärger abklingen:
Man mische Odermennigkraut und Ringelblumen-Blütenblätter zu gleichen Teilen und bereite sich daraus im Heißaufguss einen Tee zu (2 Teelöffel mit ¼ l kochendem Wasser aufgießen, 15 Minuten zugedeckt ziehen lassen). Diesen Tee genieße man langsam und schluckweise. Das hat schon manchem griesgrämigen Menschen wieder das Lachen auf die Lippen gezaubert.

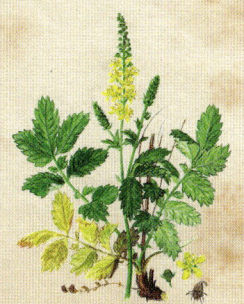

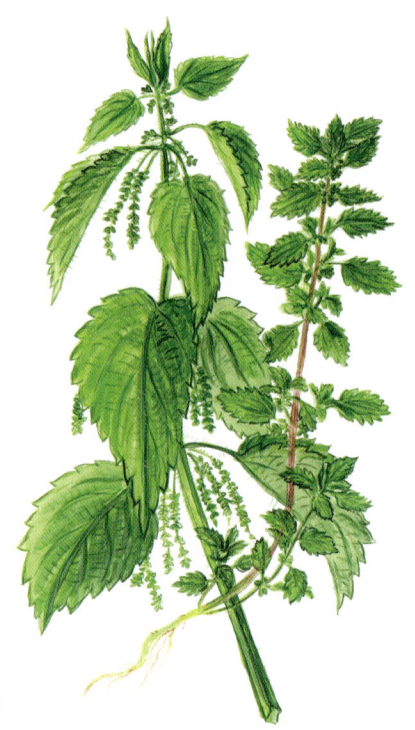

Urtica dioica

DIE BRENNNESSEL
Schmackhaft und heilsam

In der Äbteliste des Stiftes Geras – das ist die Aufzählung aller Oberen, die das Haus seit seiner Gründung bis heute leiteten – findet sich ein auffälliger Name: Friedrich Urtica. Dieser Gottesmann leitete zwischen 1674 und 1693 die Geschicke des Klosters. In Wirklichkeit lautete sein Familienname Nösslinger. Zu seinen Lebzeiten war es noch Brauch, die Sippennamen zu latinisieren. So landen wir mit dem angesprochenen Abt bei der Brennnessel, wissenschaftlich eben mit *urtica* bezeichnet. Im Übrigen haben Sie den Untertitel dieses Kapitels richtig gelesen. Die Brennnessel, die als ein pflanzlicher Kosmopolit bezeichnet werden kann, ist nicht nur bei Hautkontakt schmerzhaft erfahr-, sondern durchaus auch kulinarisch einsetzbar. Das wusste auch schon Kräuterpfarrer Weidinger, als er vor fast 30 Jahren ein Buch schrieb, in dem er dazu ermunterte, das vielfach verachtete Gewächs zu kultivieren und zu nutzen.

In Mitteleuropa kommen insgesamt vier Arten dieser Gattung vor. Die Familie der Brennnesselgewächse zählt zu den sogenannten Bedecktsamern (Magnoliophyta). Das Kraut erreicht je nach Standort und Bodenbeschaffenheit eine Wuchshöhe von 10 bis 200 cm. Die Vermehrung der Pflanze erfolgt größtenteils über Rhizome. Die Brennnessel blüht zwischen Juni und

Oktober und bildet oval elliptische Früchte aus, die auch als Nüsschen bezeichnet werden. Die Blätter der Brennnessel stellen unter anderem die Nahrungsgrundlage für eine Reihe von Schmetterlingsraupen dar, so z. B. für die Raupen des Admirals, des Kleinen Fuchses und des Tagpfauenauges.

Mit ihrer Heilwirkung wendet sich die Brennnessel dem Blut zu. Sie unterstützt seine Neubildung und reinigt es gleichzeitig. Die grüne Nessel entschlackt und entgiftet, sie fördert den Stoffwechsel und hilft bei Rheuma, Gicht und Hautkrankheiten. Bei Erkrankungen der Harnwege, bei Nierenentzündungen und Nierensteinen erweist sie sich als äußerst wertvoll.

Wer die Brennnessel einmal als eine Beigabe zum normalen Speiseplan verwenden möchte, der liegt genau richtig. Dazu werden die Blätter klein geschnitten und kurz mit ein wenig kochendem Wasser abgebrüht. Hiermit werden dann z. B. Aufstrichbrote bestreut oder Suppen und Eintopfgerichte vor dem Servieren gewürzt.

Hier noch ein Hinweis zur Ernte des Krautes: Arbeiten Sie dabei unbedingt mit Handschuhen und schützen Sie Ihre Beine. Die Spitzen der Brennhaare sind spröde und brechen beim Eindringen in die Haut ab, wobei sie den Nesselgiftstoff in die winzige Wunde fließen lassen. Zur Drogengewinnung des Krautes erfolgt die Trocknung am besten in überdachten, luftigen Räumen, künstlich jedoch nicht höher als 50 °C. Die Wurzeln aber werden nach gründlicher Reinigung 10 bis 14 Tage auf dem Dachboden oder auf Horden zum Vortrocknen ausgebreitet. Das Nachtrocknen erfolgt bei künstlicher Wärme bis 60 °C, wobei sich die Wurzeln gelbbraun färben.

Die Brennnessel ist für mich wie eine Lehrmeisterin. Wenn ich sie sehe oder mich an ihr verbrenne, dann hege ich oft keine guten Gedanken. Ziehe ich aber ihre Inhaltsstoffe und ihren heilenden Wert in Erwägung, dann komme ich zu einem völlig anderen Urteil. Wie wichtig ist es doch, den äußeren Anschein und den inneren Wert zu trennen! Und wie viel »Kapital« steht da oft am Wegrand und ich lasse es ungenutzt stehen? Wenn ich gründlich nachdenke, dann komme ich zu einer veränderten Sicht der Dinge. Ich schätze so manches vorschnell Abgeschriebene wieder neu.

Brennnessel-Spinat

Nicht nur für den Gründonnerstag ist dieses schmackhafte Rezept empfehlenswert. Vom Frühjahr bis in den Herbst hinein kann man die jungen, zarten Brennnessel-Triebe in der Küche verwenden. Brennnessel-Spinat ist überaus gesund! Vor allem Menschen, die an Blutarmut oder Rheuma leiden, sollen ihn öfters genießen. Die Brennnessel vermittelt unserem Organismus viel Vitamin A und C, reichlich Chlorophyll und eine Menge Mineralstoffe wie Kalium, Kalzium, Eisen, Schwefel, Natrium und Kieselsäure.

Als Zutaten für vier Personen benötigt man 600 g junge, frische Brennnessel-Blätter, 2 Zwiebeln, 3 bis 4 Knoblauchzehen, 125 g Crème fraîche, 1 Gemüsebrühwürfel, Kräutersalz, Pfeffer, Muskat, 3 bis 4 Esslöffel kalt gepresstes Olivenöl.

Und so wird der delikate Spinat zubereitet: Fein geschnittene Zwiebel in einem Topf anschwitzen. Gesäuberte und gründlich gewaschene Brennnessel-Blätter dazugeben. Mit ca. ⅛ bis ¼ l Wasser aufgießen, kurz köcheln lassen. Zerdrückten Knoblauch beifügen und den Brennnessel-Spinat mit der Flotten Lotte oder mit dem Mixstab pürieren. Würzen und zuletzt mit Crème fraîche verfeinern. Diesen Brennnessel-Spinat mit Rösterdäpfeln und pochiertem Ei servieren. Gutes Gelingen!

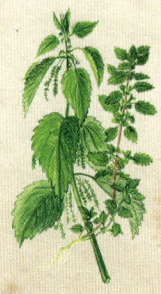

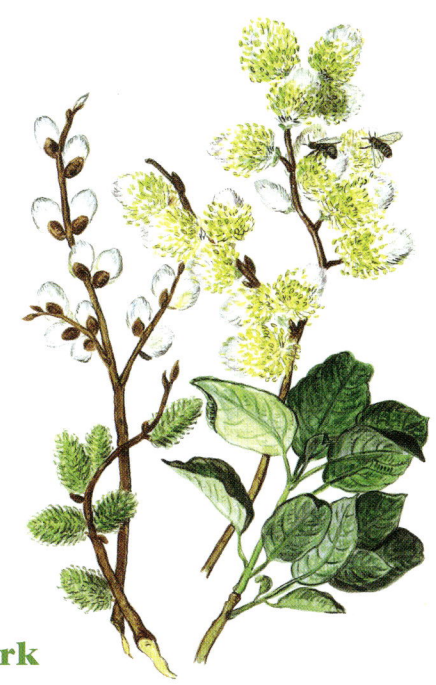

Salix

DIE WEIDE
Biegsam und trotzdem stark

In meinen Kindheitserinnerungen ist die Weide ein Anhaltspunkt im wahrsten Sinne des Wortes. Die Gewässer, egal ob Teich, Bach oder Fluss, hatten auf uns Buben eine nahezu magische Anziehungskraft. An ihren Ufern stehen die Weiden bis heute. Wir waren dankbar, wenn von einem alten Baum dieser Art ein dicker Ast direkt quer über die Wasseroberfläche wuchs. So war das Beobachten der Fische im Wasser darunter umso einfacher. Weidenäste eigneten sich ebenfalls hervorragend zur Befestigung unserer Verstecke im Wald, die wir mit großem Aufwand errichteten und als unsere Hütten bezeichneten. Die gesegneten Palmzweige waren ein unverzichtbarer Bestandteil der Herrgottswinkel meiner Großeltern.

Weiden bevorzugen als Standorte feuchte Böden. Weltweit zählen zur Familie der Weidengewächse mehr als 400 Arten. Darunter befinden sich hohe Bäume, aber genauso auch Sträucher und sogar Zwergsträucher. Die bei uns bekannteren Arten sind die Sal-, die Silber-, die Korb- und die Purpurweide. Als Zuchtform der Silberweide schätzen wir vor allem die Trauerweide, die man in den Gärten und Parks als beliebtes Zierelement vorfinden kann. Die Rinde der Weidenzweige enthält Gerbstoffe und das vom wissenschaftlichen Namen des Baumes hergeleitete Salicin. Letzteres wird im Körper zu Salicylsäure umgewandelt. Dieser Stoff wirkt fiebersenkend und schmerzlindernd.

Dioscurides und Galenus, die bekannten Ärzte der Antike, weisen in ihren Schriften auf die heilsame Wirkung der Weidenblätter und der Rinde ihrer Zweige hin. Der flämische Botaniker und Mediziner Rembert Dodonaeus berichtet in seinem Kräuterbuch, dass die Blätter der Weide bei frischen Wunden das Blut stillen und die Heilung beschleunigen.

Es ist oft gar nicht so leicht, die Tatsache zu vermitteln, dass jedes Lebewesen genauso wie wir Menschen eine Aura besitzt. Damit ist das Energiefeld gemeint, das über die äußeren Grenzen des sichtbaren Körpers hinaus strahlt. Es ist manchmal gut, die Nähe eines Baumes aufzusuchen, um dort das Gleichgewicht zwischen Körper und Geist wieder zu stärken. Gerade verbitterte Menschen, die die Schuld an ihrer Lebenslage den anderen geben, sollten öfter unter einer Weide verweilen, um wieder gelöster die Realität annehmen zu können.

Weiden haben eine unglaublich starke Lebenskraft. Aus geköpften Baumstrünken schießen immer wieder Triebe empor. Diese Eigenschaft haben sich schon seit alters her die Korbflechter zunutze gemacht. So finden sich in der Nähe der Dörfer manchmal noch uralte Korbweiden mit immens dicken Stämmen, die meist innen hohl sind und seltenen Vogelarten wie z. B. dem Steinkauz Unterschlupf und Nistgelegenheit bieten.

Für uns Menschen ist vor allem die Weidenrinde eine gute Hilfe. Man erntet sie am besten im Jänner und Februar, wenn der Baum bei zunehmendem Tageslicht wieder voll »in den Saft geht«. Die Rinde schält man von zwei- bis dreijährigen Ästen, die also nicht zu alt oder zu jung sind. Danach soll man die Droge rasch trocknen und in verschlossenen Gefäßen aufbewahren. Die Rindenstücke dürfen bei der Lagerung ruhig etwas größer sein, sie werden dann erst vor Gebrauch zerkleinert oder pulverisiert. Die Wirkung der Inhaltsstoffe der Weidenrinde zielt sowohl auf die inneren Organe unsers Körpers wie auch auf die Haut.

Die Geburtstagskinder zwischen 1. und 10. März bzw. 3. und 12. September sind im Zeichen des Weidenbaumes geboren. Sie besitzen ein großes Einfühlungsvermögen und erfassen rasch die Lebenslage. Sie sind wie ihr Sinnbild also biegsam und trotzdem stark. Sie haben im Innern eine Gewissheit, dass nach jeder Flut auch wieder das Land sichtbar wird, auf dem man neu aufbauen kann.

Weidenrinden-Tee

Weidenrinden-Tee zeigt vielfache Wirkung

Den Tee bereitet man folgendermaßen zu: 2 Teelöffel voll getrocknete, zerkleinerte Weidenrinde mit ¼ l kaltem Wasser über Nacht (oder acht Stunden) ansetzen, danach kurz aufkochen und abseihen. Tagsüber schluckweise getrunken, hilft dies bei Kopfschmerzen, fieberhaften Erkrankungen, Gicht, akutem Gelenksrheumatismus und schmerzhafter Arthrose. Den Tee 1 Stunde vor dem Zubettgehen eingenommen, wirkt der Schlaflosigkeit entgegen. Nach drei Wochen Anwendung soll man aber eine Woche pausieren. Eine solche Kur kann viermal im Jahr durchgeführt werden.

Als hervorragendes Gurgelmittel hat sich dieser Tee bei Mandelanschwellung, Zahnfleischentzündung, Zahngeschwüren und Angina bewährt.

In Form von Umschlägen oder als Waschung eignet sich Weidenrinden-Tee großartig zur Behandlung von Nervenschmerzen, Trigeminusneuralgien, Geschwüren, Wunden und Ausschlägen. Den Tee mit etwas Honig als warmfeuchten Umschlag angebracht und alle zwei Stunden gewechselt, schafft bei starken Nervenschmerzen spürbare Erleichterung.

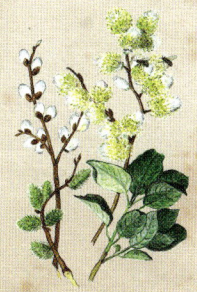

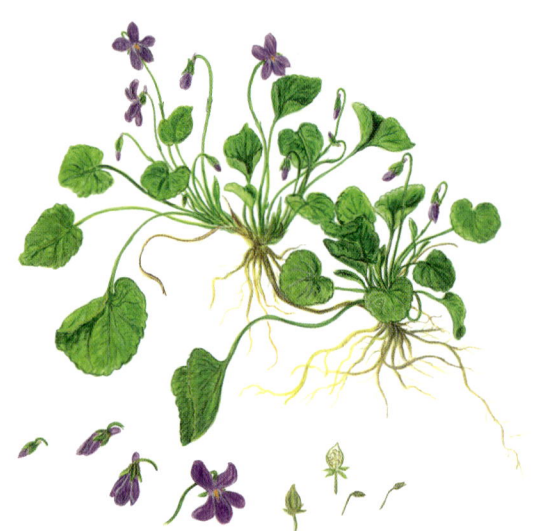

Viola odorata

DAS WOHLRIECHENDE VEILCHEN
Der feine Duft entspannt und hebt die Laune

Die Hoffnung wird gerade in kargen Zeiten groß geschrieben. Im Periodenablauf des Kirchenjahres gibt es für die römisch-katholischen Christen zwei wichtige Vorbereitungszeiten, die mit Fasten verbunden sind. Es handelt sich dabei um den Advent und die vorösterliche Bußzeit. Die liturgischen Kleider werden in diesen Wochen in der Farbe Violett getragen. Der eigentliche Sinn des kirchlichen Fastens besteht nicht darin, um sich selbst oder gar um die eigene Eitelkeit zu kreisen, sondern für Christus und seine Erlösungstaten das Innere zu reinigen und dem göttlichen Licht im Herzen Platz zu machen. Das Veilchen hat in seiner Blüte genau diese Farbe als Sinnbild des Aufbruchs und der Umkehr. Und wer ist nicht jedes Jahr von Neuem berührt, wenn er auf einer Wiese das erste »Märzenveigerl« erblickt?

Die Pflanzen werden nicht hoch, etwa nur fünf bis zehn Zentimeter. Sie bilden Rhizome aus und sind in der Regel mehrjährig. Die ganze Familie dieser Art wird als Veilchengewächse (Violaceae) benannt. Das Wohlriechende Veilchen kommt praktisch in ganz Europa vor. Seine Blätter erinnern in ihrer Form an ein Herz. So wird diese hoffnungsweckende Frühlingsblume auch in lyrischen Texten gerne verwendet, die die Liebe und den Frühling besingen. An Inhaltsstoffen hat das Veilchen eine ganze Reihe anzubieten, z. B. Säuren, ätherische Öle, Saponine und einen hohen Schleimgehalt, ganz im Sinne von »klein, aber oho«.

Es entspricht nicht nur die Blütenfarbe den Modetrends. Die Verwendung der Veilchenblüten bringt selbst in die Küche durch das Garnieren der Speisen mehr Farbe. Aus England wird über diese Sitte schon aus dem Mittelalter berichtet. Mit einem Augenzwinkern kann ich da nur festhalten: Gesunde Speisen können auch ansprechend angerichtet werden. Jedes Frühjahr kann die Chefin oder der Chef der Küche einfach vor die Haustür gehen, um in die Farbpalette der Natur zu greifen.

So klein das Wohlriechende Veilchen auch von seiner Gestalt sein mag, so hat es doch eine große Ausstrahlung. Nehmen Sie einfach ein paar frische Blütentriebe und stellen Sie diese in eine Vase. Der feine, unaufdringliche Blütenduft der Veilchen schenkt gute Laune, gibt Kraft in schweren Situationen und fördert unsere Widerstandskräfte.
Wer nervlich angespannt oder überfordert ist, kann sich einen wohltuenden Abendtrunk zubereiten. Man nehme hierfür zehn bis zwölf frische oder getrocknete Veilchenblüten und übergieße die Droge mit ¼ Liter heißer Milch. Lassen Sie das Ganze zehn Minuten stehen und trinken Sie es schluckweise.

Wollen wir das Wohlriechende Veilchen ernten, dürfen wir die Wochen, in denen das Kraut blüht, nicht ungenutzt vorüberziehen lassen. Bis Ende April kann man noch die Blüten und die Blätter dieser Heilpflanze sammeln und an zugiger Stelle zum Trocknen auslegen. Haben Sie frische Blütenköpfe zur Hand, können Sie damit unter anderem auch einen Fruchtsalat garnieren. Das ist mehr als eine Zierde, denn mitgegessen wirken die violetten Farbtupfer entspannend und beruhigend auf den Organismus und auf das Gemüt.

Mit der Farbe Violett ist auch der Begriff der Würde verbunden. Das Wohlriechende Veilchen kann uns alle daran erinnern, dass wir als Menschen diese von vornherein besitzen. Die Würde aber ist nie etwas Selbstgemachtes. Sie wird verliehen. Kann es sein, dass wir gerade diese schlichte Tatsache vergessen, wenn es gilt, uns selbst zu verwirklichen oder es »zu etwas zu bringen«? Das Veilchen ist nicht groß. Die mächtigen Sonnenstrahlen jedoch wissen um seine Würde als Geschöpf Gottes. Deswegen neigen sie sich jedes Frühjahr bis zu den kleinsten Pflanzen hinunter.

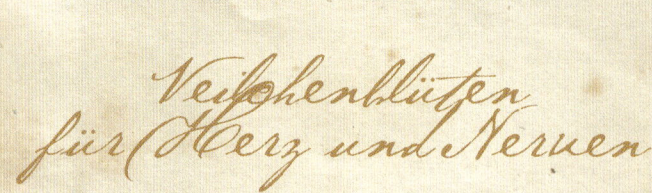

Veilchenblüten für Herz und Nerven

Frisch gepflückte Blütenköpfchen mit Honig vermischt und löffelweise eingenommen, das beruhigt strapazierte Nerven, wirkt entspannend bei Müdigkeit und geistiger Überanstrengung. Auch unruhigen Kindern soll man diese »Honig-Veilchen« verabreichen.

Für Veilchenblüten-Tee übergießt man 2 Teelöffel voll frische oder getrocknete Blüten mit ¼ l kochendem Wasser, lässt dies 15 Minuten zugedeckt ziehen, bevor man den Tee abseiht. Den Veilchentee eine Stunde vor dem Schlafengehen schluckweise getrunken, gilt als bewährtes Schlafmittel und hilft auch bei nervösem Herzklopfen. Die Wirkung lässt sich noch steigern, wenn man vorher ein Fußbad mit Beigabe von Veilchentee nimmt!

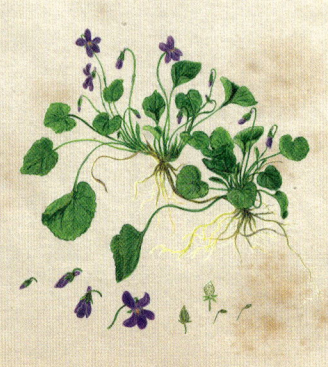

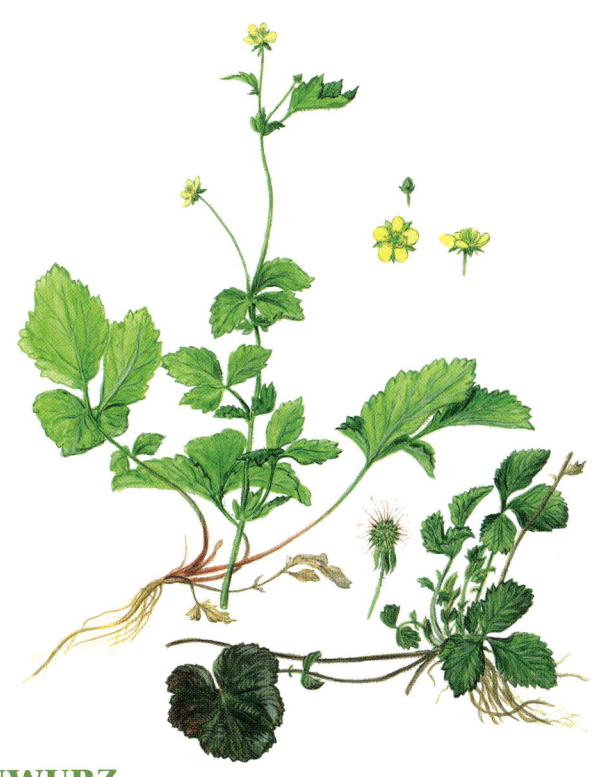

Geum urbanum

DIE ECHTE NELKENWURZ
Bringt den Organismus auf Vordermann

Wenn ich eine Kräuterwanderung durch das Thayatal unternehme, geht es mir oft wie bei einem Besuch meiner kleinen Heimatstadt unweit von Geras: Ich treffe alte Bekannte. Und die – so mich jemand begleitet – stelle ich auch meinen Gästen vor. In der Pflanzenwelt am Wegrand steht sie meist ganz bescheiden da und ist doch kaum zu übersehen. Sie drängt sich nicht auf. Ihre gelben Blüten grüßen nur ganz zart hinter den oft dicken Blättern einer Klette hervor. Die Rede ist von der Nelkenwurz. Im Volksmund hat dieses Kraut noch ganz andere Namen wie Benediktenkraut, wilder Sanikel oder Nardenwurzel.

Dieses Rosengewächs ist zwischen 30 und 60 cm hoch. Der kräftig ausgebildete Wurzelstock riecht nach Gewürznelken. Sowohl die Stängel als auch die Blätter sind von borstigen Haaren übersät. Die gelben Blüten erscheinen von Juni bis Juli, manchmal auch bis September. Wir begegnen der Echten Nelkenwurz an Mauern, Zäunen, Hecken, lichten Wäldern oder auf Waldwiesen. Die Pflanze selbst riecht zart nelkenähnlich und schmeckt zusam-

menziehend. In der Naturheilkunde findet vor allem die Wurzel des Krautes ihre Verwendung zur Stärkung des Organismus. Ihre Inhaltsstoffe setzen sich zusammen aus Glykosiden, ätherischem Öl und Gerbstoffen. Das Eugenol verleiht der Pflanze ihren charakteristischen Geruch.

Oft wird die Nelkenwurz in ihrer Heilwirkung unterschätzt, obwohl man den Magen, den Darm, die Leber und die Galle getrost in das Wartezimmer der »Ordination« dieses Krautes schicken kann. Nelkenwurz-Tee eignet sich auch hervorragend als Mittel zum Gurgeln bei Rachen- und Mundschleimhautentzündungen. In der Volksmedizin wird das Heilkraut als kräftigendes Mittel geschätzt und daher bei Schwächezuständen nach schweren Krankheiten verabreicht. Es ist dies das Resultat vom Zusammenspiel der belebenden Bitterstoffe mit der adstringenten Heilwirkung von Gerbstoffen samt der keimtötenden Eigenschaft des Eugenols.

Es war der aus Venedig stammende Benediktinermönch Bernardo Vincelli, der im Jahre 1510 in seinem Kloster in der Normandie zum ersten Mal aus der Wurzel des Benediktenkrautes den berühmten Likör herstellte und das Rezept dafür niederschrieb. Allein aufgrund dieser Tatsache ist es immer wieder erstaunlich, wie gerade die Mönche und Nonnen der abendländischen Klöster sich dem Experimentieren und Erforschen in und mit der Natur zugewandt haben. Wir dürfen darin eine unheimliche Wertschätzung der Schöpfung erkennen, die uns auch heute noch herausfordert. Wir sind noch lange nicht am Ende der Erkundung unserer Umwelt angelangt. Es ist unsere eigene Sensibilität und unser ehrfürchtiges Interesse gefordert, wenn wir die jeweils eigenen Erfahrungen mit der Wirkung der Heilkräuter machen wollen. Es bedarf aber auch einer großen Überwindung, um selbst tätig zu werden. Man kann zwar alles im Geschäft und in der Apotheke kaufen, nicht aber die eigene Erfahrung.

Wer die Wurzel der Nelkenwurz ernten möchte, tue das am besten in der Zeit von April bis Mai oder im Spätherbst, wenn die oberirdischen Teile der Pflanze vertrocknet sind. Man reinigt die Wurzel gründlich und spaltet sie mit dem Messer in mehrere Teile. Auf diese Weise trocknet die Substanz dann sehr schnell in zugiger Luft. Geh also nicht achtlos vorüber an den verborgenen Bodenschätzen unserer heimischen Flora!

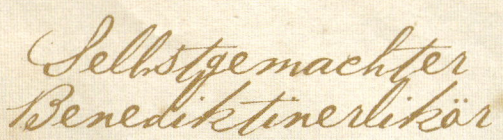

Selbstgemachter Benediktinerlikör

Geben Sie dafür 80 g zerkleinerte Wurzeln der Nelkenwurz, weiters je 5 g Zimt, Majoran, Pfefferminze, Thymian, Enzianwurzel, Wermut, Rhabarberwurzel und Galgant in ein Glasgefäß. Übergießen Sie dies mit 3 l gutem Obstbrand und stellen Sie es verschlossen 14 Tage lang ins sonnige Fenster. Nach dieser Zeit fügen Sie 15 g Lavendelblüten und 7 bis 10 Fäden Safran hinzu und lassen es nochmals 14 Tage ziehen.

Zuletzt kochen Sie 1,5 kg Rohzucker in 1 ½ l Wasser unter Rühren zur Sirupdicke ein und setzen diesen Sirup nach dem Auskühlen dem abfiltrierten Ansatz zu. Mischen Sie den Likör gut durch und füllen Sie ihn in hübsche Einzelflaschen, die Sie noch ein halbes Jahr im Keller unbehelligt lassen, damit der Likör reifen und sein volles Aroma entfalten kann. Sie werden es dann schmecken.

Dieser Benediktinerlikör stellt nicht nur Ihre Zunge zufrieden, er hilft Ihnen vor allem zum »G'sundbleiben« und zur Kräftigung des Organismus. Auch bei Darmschwäche und Koliken, als Schmerzmittel, bei Zahnschmerzen, Zahnfleisch- und Halsentzündungen dürfen Sie sich ruhig ein Stamperl Benediktinerlikör genehmigen. Dieser würzige Kräuterlikör ist auch ein gern gesehenes Mitbringsel für verschiedenste Anlässe!

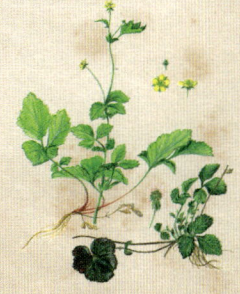

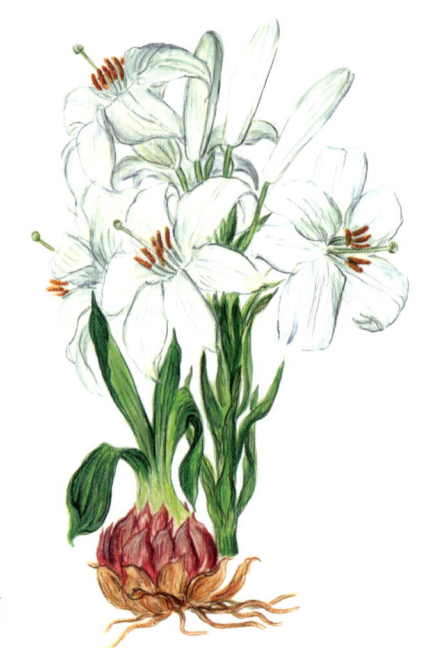

Lilium candidum

DIE WEISSE LILIE
Macht die Haut geschmeidig

Es wurde wieder einmal eine Hochzeit gefeiert. Das ist doch schön, wenn junge Menschen das Wagnis einer Bindung eingehen. Aber wird die Ehe halten? Werden die Eheleute in Zukunft einen einträglichen Beruf haben? Warum frag ich mich das überhaupt? Der Grund ist ein ganz einfacher: Die Eltern des Bräutigams sorgten für den Blumenschmuck in unserer Stiftskirche und stifteten zwei Stöckel Weißer Lilien. Sie haben lange gehalten und geduftet und geduftet und … Wer schon einmal Bekanntschaft mit diesen wunderschönen weißen Blumen gemacht hat, der kennt zwei markante Merkmale, die sich auch negativ auswirken können: der intensive Duft der Blüten und die rauen Mengen an Blütenstaub, die bei der kleinsten Berührung ihre Spuren auf hellen Stoffen hinterlassen. Diese Pflanze macht eben vielfältig auf sich aufmerksam, und das zu Recht.

Schon im Mittelalter wurde die Weiße Lilie zum Symbol der Jungfrau Maria. Daher erhielt sie bald den Namen Madonnenlilie. Das Liliengewächs wird zirka 1 bis 1,5 Meter hoch. Die Zwiebel besteht aus vielen verdickten, länglichen Schuppen und hat eine breit elliptische Form. Der Stängel ist voll belaubt und trägt eine endständige Krone mit drei bis 15 weißen Blüten. Vor der Winterruhe bilden die Pflanzen am Boden eine Rosette mit lanzettförmigen Blättern aus. Die Blütezeit der Weißen Lilie fällt in die Monate Mai bis Juli. Wer ihre Zwiebeln pflanzen möchte, sollte bedenken, dass diese spätestens im August in die Erde gesetzt werden sollen, weil sich sonst die Blüte erst im übernächsten Frühjahr bilden kann.

Schon im 11. Jahrhundert existierte ein wissenschaftliches Zentrum für Medizin in Süditalien, genauer in Salerno. Von dort ist ein schöner Spruch über die Lilie überliefert: »*Mit Lilie und Honig fügst du die Nerven zusammen. Und heil wird die Hand, die fast verkohlt in den Flammen. Sie löscht in vergrämten Gesichtern die Falten. Und lässt den Brand in der Wunde erkalten.*« Die Madonnenlilie hatte natürlich auch im klösterlichen Kräutergarten vergangener Jahrhunderte ihren festen Platz. So findet sich ihr Beet bereits auf dem berühmten Klosterplan von St. Gallen aus dem 9. Jahrhundert. Vom Mittelmeerraum, ihrer ursprünglichen Heimat, aus fand sie ihre Verbreitung durch die menschliche Kultivierung. Seit jeher ist sie ein Symbol für Licht und Leben.

Die Zwiebeln der Weißen Lilie enthalten eine erweichende und reifungsfördernde Schleimsubstanz. Dazu zerkleinert man die Zwiebelblätter und kocht sie in Milch zu einem Brei. Diesen verwendet man als Auflage auf die Haut, die alle zwei bis drei Stunden erneuert werden sollte. So bringt man z. B. Abszesse schneller zum Reifen. Selbst bei Furunkeln, Phlegmonen, Geschwüren, Frostbeulen und entzündeten Wunden kann diese Anwendung von großem Nutzen sein. Aus den zahlreichen Hausmitteln, die uns überliefert sind, kennen wir auch Berichte, wonach die Blütenblätter der Madonnenlilie, in Obstbrand konserviert, bei Schnittwunden und Hautrissen als eine Art Schnellverband verwendet werden.

Die Heilige Schrift stellt uns die Lilien auf dem Feld als Vorbild hin: »*Seht euch die Lilien an … ich sage euch: Selbst Salomo war in all seiner Pracht nicht gekleidet wie eine von ihnen … Darum fragt nicht, was ihr essen und was ihr trinken sollt, und ängstigt euch nicht!*« (Lk. 12,27 u. 29) Es ist im wahrsten Sinne des Wortes zum »Aus-der-Haut-Fahren«, wenn die Sorge um das Leben einen immer mehr in die Ecke drängt und nicht mehr zur Ruhe kommen lässt. Viele Menschen zäumen meiner Meinung nach im Hinblick auf die eigene Existenz das Pferd von der verkehrten Seite auf. Sie meinen, alles selbst können, machen, brauchen, bewirken zu müssen. Steigt mir das nächste Mal der angenehme, manchmal intensive Duft der Weißen Lilie in die Nase, möchte ich es zum Anlass nehmen, die wahre Gelassenheit zu üben und meine Erdentage als Geschenk zu sehen.

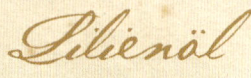

Lilienöl

»*Gegen alles Weh in den Beinen ist es, und gegen Krampfadern gibt's halt nichts Besseres.*« *So heißt es im Volke.*

Frische Madonnenlilien-Blütenblätter ohne Staubgefäße zerkleinern und 14 Tage mit kalt gepresstem Mandelöl im Verhältnis 1:10 in einem verschlossenen Weißglasgefäß an die Sonne stellen. Einige Tropfen ätherisches Lavendelöl hinzufügen, täglich umrühren. Zuletzt abseihen und in braune Fläschchen füllen, die man kühl und dunkel lagert.

Zur Körpereinreibung verwendet, macht dieser feine, duftende Ölauszug die Haut weich und geschmeidig. Öftere Anwendungen heben die Stimmung, was folglich Schwermut und Sorgen vertreibt. Lilienöl lässt auch Brandwunden gut verheilen. Abends und morgens die Beine von den Knöcheln aufwärts Richtung Herzen zu eingerieben, beugt einer Venenentzündung vor.

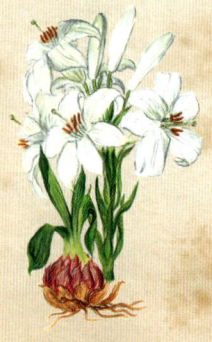

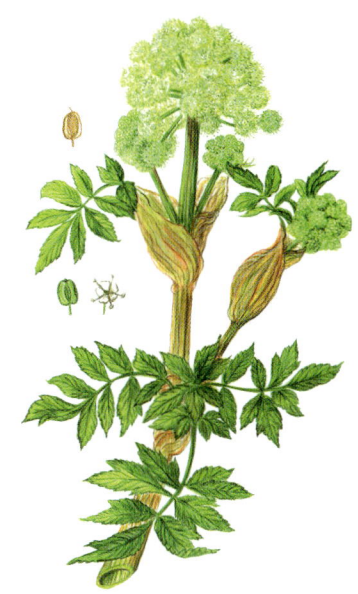

Angelica archangelica

DIE ECHTE ENGELWURZ
Stärkt den Magen und das Selbstvertrauen

Die Engel haben eine hehre Aufgabe: Sie überbringen Botschaften, die dem Menschen zum Heil dienen, sie beschützen das Ebenbild Gottes und sie kämpfen für das Gute. Betrachten wir die Namen der heiligen Erzengel, so erklären diese die Sendung der geschaffenen Geistwesen, die sie für die Erdenbürger zu erfüllen hatten. Der Name Michael z. B. fragt danach, wer so groß wie Gott ist. Gabriel wiederum bedeutet, dass der Allmächtige unsere Kraft ist, und Raphael heißt übersetzt: Gott heilt. Der Gattungsname der Engelwurz lautet »Angelica«. Das leitet sich aus dem Griechischen her, wo der Begriff Angelos so viel wie Botschafter oder Verkünder heißt. Der Legende nach soll die heilkräftige Pflanze, die Engelwurz eben, von einem göttlichen Boten den Menschen gezeigt worden sein.

Die volkstümlichen Bezeichnungen für die Engelwurz sind vielfältig. Unter anderem wird dieses Kraut auch Engelbrustwurz, Glückenwurzel, Heiliggeistwurz, Engelskraut oder Gartenangelika genannt. Sie gedeiht gerne auf feuchten Standorten und zählt zur großen Familie der Doldengewächse (Apiaceae). Ihre kleineren Verwandten in dieser Pflanzenfamilie kann man viel schwerer voneinander unterscheiden. Die Engelwurz hingegen hebt sich allein schon durch ihre Größe hervor, die bis zu 2,5 Meter erreichen kann. Ihre Stängel sind schwach gerillt und innen von einem lockeren Mark durchzogen, selten sind sie außen rotbraun gefärbt. Die Echte Engelwurz ist eine aromatische

Bitterdroge. In allen Teilen der Pflanze sind ätherische Öle mit Cumarinverbindungen und verschiedene Säuren enthalten, daneben auch Bitterstoffe und Gerbstoffe.

Wer einen Garten zur Verfügung hat, der kann darangehen, die in der Natur vorkommende Pflanze zu Hause zu kultivieren. Die Engelwurz bevorzugt einen tiefgründigen und humusreichen Boden in feuchter Lage. Aufgestaute Nässe und anhaltende Trockenheit verträgt sie nicht. Da die Samen oft bald ihre Keimfähigkeit verlieren, sollen diese gleich nach ihrer Reife in Saatbeete gesät werden, um im darauf folgenden Jahr in einem Abstand von 60 mal 60 cm ausgesetzt zu werden. Zu beachten ist nur, dass es auch bei Heilkräutern eine sogenannte Fruchtfolge gibt und sich die Engelwurz nicht mit sich selbst verträgt. Das heißt so viel, dass Sie auf einem Beet erst wieder nach fünf oder sechs Jahren die jungen Gewächse dieser Art aussetzen bzw. säen sollten.

Innerlich angewendet, unterstützt die Echte Engelwurz die Verdauung. Ein schwacher Magen oder ein geringer Appetit können so eine Hilfestellung erhalten. Auf der Arbeitsliste der Edlen Angelika stehen aber auch Blutreinigung, Nervenleiden und alle Arten von Verdauungsbeschwerden. Äußerlich ist uns die Engelwurz bei Geschwüren und Ausschlägen sowie bei Gicht und Rheuma dienlich.

Die Echte Engelwurz hat eine gute Ausstrahlung. Durch ihre tonisierende Kraft hilft sie mit, die innere Leere zu beseitigen. Dadurch werden sowohl das verloren gegangene Selbstvertrauen als auch das verschwundene Gefühl der Sicherheit zurückgewonnen. Auf dieser Basis ist es mir wieder möglich, die Haltung der Dankbarkeit in meine Tage einzubauen.

Ich darf durchaus auf mein eigenes »Ich« achthaben. Jeden Abend besteht die Chance, durch ein ehrliches Wahrnehmen meines Gewissens festzustellen, wohin der »Hase meiner Persönlichkeit« läuft. Im geistlichen Leben gibt es hierfür einen sehr schönen Begriff: Ich betrachte mein Leben mit dem Blick der liebenden Aufmerksamkeit. Ich kann durch meine Veranlagungen, Stärken und Talente erst etwas – und dadurch gleichzeitig mich selbst – verwirklichen, wenn ich weiß, was im Werkzeugkoffer meiner Person drinnen ist. Ich brauch oft einen Engel dazu, um diese Weisheit zu erkennen.

Bei Mutlosigkeit und Angstgefühlen

In solch tristen Situationen soll man zweimal täglich 1 Teelöffel voll Angelikawurzel-Pulver mit ⅛ l Wasser oder unter etwas Honig, Joghurt bzw. Marmelade gerührt einnehmen.

Man kann aber ebenso gut den Engelwurz-Tee anwenden, den man auf folgende Weise zubereitet: 2 Teelöffel voll getrocknete, zerkleinerte Wurzeln mit ¼ l kaltem Wasser auf den Herd stellen, kurz aufkochen, 5 Minuten zugedeckt ziehen lassen, dann abseihen. Von diesem Tee trinke man einige Zeit lang täglich zwei Schalen in kleinen Schlucken. Eine dreiwöchige Anwendung gilt auch als Aufbau-Tonikum, das die Abwehr gegen Infektionen verbessert!

Als bewährtes Kreislaufmittel werden dem Engelwurz-Tee noch 5 Tropfen Arnikatinktur und 20 Baldriantropfen hinzugefügt.

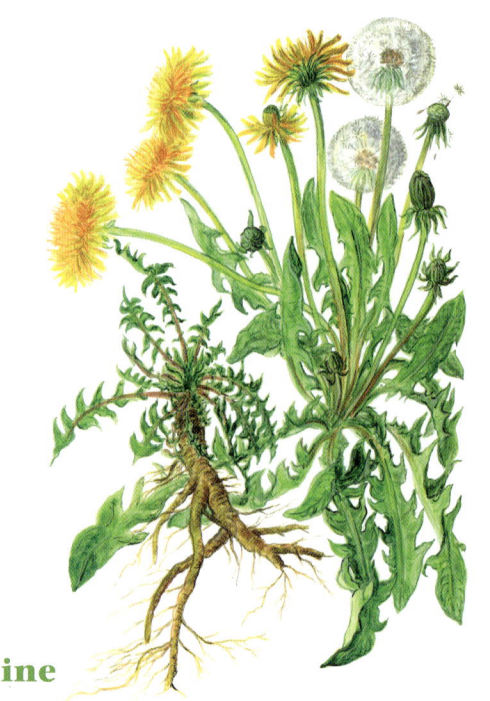

Taraxacum officinale

DER LÖWENZAHN
Liefert die ersten Vitamine

Mit einer Hand voll Löwenzahnblätter bin ich zum Stall gelaufen und hab die Tür geöffnet. Wie schön war es dann, den zahmen Nagern beim Verzehr des saftigen Grüns zuzusehen. Aber auch meine Enten im Garten haben sich darum gerissen. Das ist schon lange her. Jetzt gehe ich, wenn es die Zeit zulässt, in unserem Naturpark spazieren. Komme ich in die Nähe des Geheges der Damhirsche oder der schwarzen Auerochsen, halte ich schon Ausschau nach den Blättern des milchigen Krautes, mit denen ich die Tiere in meine Nähe locken kann. Dabei ist ja Löwenzahn nicht nur für die Fauna von Nutzen.

Unser allgemein bekannter Freund zählt zu den Korbblütlern. Er ist eine ausdauernde Pflanze und erreicht eine Wuchshöhe zwischen 15 und 30 cm. Die ausschließlich grundständigen Blätter sind lang, lanzettförmig und stark gezähnt. Die Größe der Blätter variiert je nach Standort. Jeder, der schon einmal versucht hat, einen Buschen Löwenzahn aus einem Beet oder auf einem Weg zu entfernen, weiß, dass seine Wurzel eine Länge bis zu einem halben Meter erreichen kann. Ganz charakteristisch ist für diese Heilpflanze der milchige Saft, der in allen Pflanzenteilen enthalten ist. Der Löwenzahn hat fast auf der ganzen nördlichen Hemisphäre sein Verbreitungsgebiet. Er blüht von April bis Anfang Juni, manchmal auch noch ein zweites Mal im Herbst.

Gott sei Dank ist ein Gedanke heute nicht mehr so abwegig, als dies vor einigen Jahrzehnten zumindest den Anschein hatte: Man kann Löwenzahn im eigenen Garten auch kultivieren. Die Mönchsblume, wie dieses Kraut auch genannt wird, ist äußerst genügsam. Wo immer ein kleiner Flecken frei ist, kann man die Samen des Löwenzahns aussäen. Hat der Boden genügend Feuchtigkeit, dann schmecken die Blätter nicht so rasch bitter, wenn diese z. B. zu Salat verarbeitet werden. Achten Sie darauf, dass die Samenstände noch vor ihrer Reife abgeschnitten werden, sonst wächst der Löwenzahn auch dort, wo Sie es nicht wollen. Will jemand den oft ungebetenen Gast von einer Wiese verbannen, so streue man Kalkstickstoff noch vor Beginn der Blüte auf das taunasse Gras.

Als Wirkstoff findet sich im Löwenzahn der Bitterstoff Taraxacin. Die Wurzel enthält Gerbstoffe, Kautschuk und Inulin. Selbst Vitamine finden sich in diesem Kraut. Wer diese Elemente dem Körper durch die Zubereitung eines Tees schonend zuführt, aktiviert die Gallentätigkeit und kann bei Rheumaschmerzen eine gewisse Linderung herbeiführen. Selbst Paracelsus sprach dem Löwenzahn einen heilenden Wert zu.

Auf jeden Fall ist der gelbe Blütenteppich, den wir alljährlich im Frühjahr neu vor die Füße gelegt bekommen, ein liebevoller Hinweis darauf, in den anscheinend niedrigen Kräutern das wiederzuentdecken, was wir unserem Körper durch unsere »verindustrialisierte« Ernährungs- und Lebensweise vorenthalten. Gewiss, es mag für die eine oder den anderen eine Mutprobe bedeuten, fremde und bittere Geschmäcker in sich aufzunehmen. Doch sollten wir manche Weisheit unserer Urgroßeltern nicht allzu schnell abtun. Not macht nicht nur erfinderisch, sondern sie leitet einen quasi wie von selbst zum Not-Wendigen hin. Nach den langen Wintern war eben der Löwenzahn unter anderem einer der ersten Vitaminlieferanten in der heimischen Küche.

Es kann ja auch vorkommen, dass etwas oder meistens jemand einem über die Leber läuft. Dann ermutigt mich die unüberschaubare Zahl der Blütenköpfe auf einer Frühlingswiese dazu, mir die biblische Weisheit anzueignen, nach der Gott die Sonne aufgehen lässt über Gute und Böse. Jede einzelne gelbe Blüte des Löwenzahns steht für die vielen Tage, an denen ich die Sonne aufgehen sehe. Ich kann auch den anderen je einen eigenen Sonnenaufgang gönnen. Es sind genug davon da.

Wildgemüse Löwenzahn

Für die Verwendung in der Küche sticht man zarte Löwenzahn-Blattrosetten aus, deren Blüten sich noch nicht geöffnet haben. Ältere, blühende Pflanzen schmecken nämlich bitter! Als gesunden Frühlingssalat kann man junge Löwenzahn-Blätter zusammen mit Blättern und Blüten von Gänseblümchen, Veilchen und Schlüsselblumen zu allen Blattsalaten mischen. Dies sieht nicht nur bunt aus und mundet hervorragend, sondern es stärkt in erster Linie unsere Leber- und Gallenfunktion.

Löwenzahn-Gemüse: Junge, gut gereinigte Blätter überbrühen, gut abtropfen lassen, fein hacken oder passieren, etwas Gemüsesuppe hinzufügen und kurz aufkochen. Mit Vollkornmehl und etwas Obers oder heller Einbrenn binden, mit Kräutersalz und eventuell Knoblauch würzen.

Delikate Löwenzahn-Blütenknospen: Kleine Knospen, die sich noch inmitten der schützenden Blattrosette befinden, pflücken. In etwas Wasser ungefähr 3 Minuten kochen. Mit ein wenig Butter und Kräutersalz verfeinern. Dies schmeckt fast wie Rosenkohl!

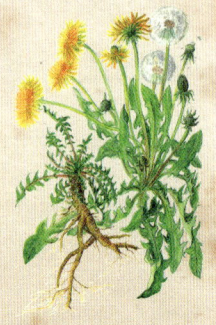

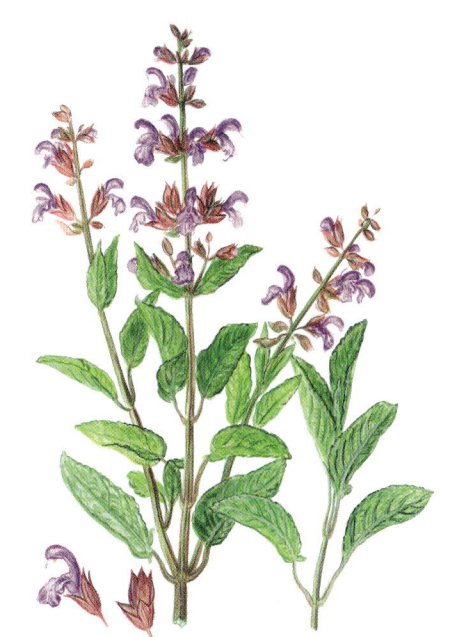

Salvia officinalis

DER ECHTE SALBEI
Vermindert das Schwitzen, wirkt adstringierend

Schauen wir vorerst einmal auf seine Verwandten. Auf unseren Spaziergängen kann uns der Wiesensalbei *(Salvia pratensis)* begegnen. Er wächst höher und hat hell- bis dunkelblaue Blüten. In den östlichen Regionen findet der kundige Kenner der heimischen Flora mit einer Portion Glück den österreichischen Salbei *(Salvia austriaca)*. Diese Pflanze steht unter Naturschutz und gilt als gefährdete Art. Sie hat weiße Blüten und gedeiht vor allem auf Trockenrasen und unter lichtem Gebüsch. Alle Arten des Salbeis werden gerne von Hummeln heimgesucht, die zwar in erster Linie am Nektar ihr Interesse stillen, gleichzeitig aber mit ihrer pelzigen Oberfläche für eine verlässliche Bestäubung der Salbeiblüten sorgen.

Der Echte Salbei, auch Küchen- oder Gartensalbei genannt, hat seine eigentliche Heimat im Süden Europas, vor allem in Dalmatien, wo er auch wild wächst. Von dort aus trat er gleichsam seine Kulturreise in nördlichere Breiten an. Schon Kaiser Karl der Große sorgte dafür, dass Salbei in den Gärten gezogen und genutzt wurde. Die Pflanze galt als Garant für ein langes Leben und als Schutz gegen böse Geister. Salbei wächst als Halbbusch bis zu einer Höhe von 60 cm und zählt zur Familie der Lippenblütler. Er hat längliche Blätter, die grünlich grau gefärbt sind und die sich pelzig anfühlen. Diese Gewürz- und Heilpflanze blüht in den Monaten Juni und Juli. Wegen seines intensiven Aromas ist der Salbei seit jeher als Küchenkraut bekannt.

Wer eine Badewanne hat, kann die adstringierenden Wirkstoffe des Salbeis ruhig an seine Haut heranlassen. So sind Auszüge aus diesem Heilkraut besonders gut zur Pflege einer unreinen oder fetten Haut. Dabei bewährt sich der im Salbei enthaltene Kampfer.

Es ist eine alte Weisheit, dass die Heilkräuter natürlich auch in der Pflege von Haustieren zum Einsatz kommen dürfen. Salbeitee eignet sich hervorragend zum Auswaschen von eitrigen Wunden bei Tieren. Wer will, kann für den Tee Salbei und Kamille zu je gleichen Teilen nehmen. Bei Ausschlägen wäscht man die Lebensgefährten aus der Fauna mit einem Absud von Salbei, Eichenrinde und Wermut.

Salbeipflanzen passen gut in den Steingarten. Sie können sogar in der Nähe von Bäumen gezogen werden, wenn dort ein günstiger Lichteinfall vorhanden ist. Wegen der breit gefächerten Wirkkraft des Salbeikrautes sollte dieses in möglichst vielen Gärten Heimatrecht besitzen. Die Saat von Salbei erfolgt im April ins Frühbeet. Ab Mai kann man ihn ruhig schon draußen im Freiland anbauen. Die Jungpflanzen sollten schließlich in einem Abstand von 30 bis 40 cm ausgesetzt werden. Die Vermehrung der Heilpflanze kann aber auch durch die Teilung älterer Stöcke vonstatten gehen. Noch ein Tipp für die Gartenkultur: Wenn Sie den Salbei im Winter mit gut verrottetem Kompost umgeben, wird er es Ihnen im darauf folgenden Jahr mit einem üppigen Wuchs danken. Generell ist es gut, die Pflanzen im Spätherbst mit einer Frostschutzdecke zu schützen. Bei älteren Stöcken werden im Frühjahr die überwinterten Triebe gekürzt und die Humusmenge um das Kaut herum beim ersten Hacken in den Boden eingearbeitet.

Salbei ist sehr vielseitig in der Heilkunde zu verwenden. Er hat sich schon seit Langem bei Magen- und Darmstörungen bewährt. Das Heilkraut stärkt die Nerven und verringert die Schweißabsonderung des Körpers auf sanfte Weise. Jeglicher Art von Entzündungen im Mund- oder Rachenraum kann mithilfe von Salbei der Kampf angesagt werden. Selbst bei Insektenstichen und eiternden Wunden lässt sich eine verdünnte Tinktur aus Salbei zur Linderung der Beschwerden einsetzen. Es ist so schön, wenn man um die bescheidenen Helfer im Reich der Pflanzen weiß. Auch hier macht sich Treue bezahlt.

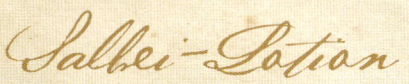

Salbei-Lotion

½ l Apfelessig mit ¼ l Wasser zustellen, 1 Handvoll zerkleinerte Salbeiblätter beifügen, gut aufkochen, vom Herd nehmen und eine Stunde zugedeckt ziehen lassen. Nach dem Auskühlen wird das Ganze abgeseiht und mit ½ l ca. 40-%igem Kornbrand haltbar gemacht. Zuletzt in kleine braune Fläschchen abfüllen und noch 14 Tage im Keller bzw. an einem kühlen und dunklen Ort lagern.

Diese Salbei-Lotion dient als bewährtes Mittel für Körperabreibungen bei übermäßigem Schwitzen. Bei Schweißfüßen oder in den Wechseljahren ist sie ebenso ein wertvoller Helfer wie an heißen Sommertagen und bei Insektenstichen.

Mit Wasser verdünnt kann jener Salbei-Auszug auch zum Gurgeln bei Mundschleimhaut- und Halsentzündungen herangezogen werden.

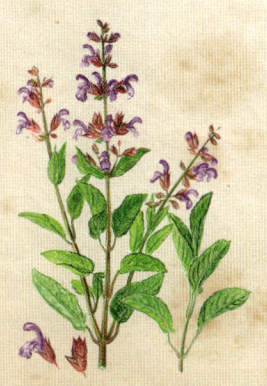

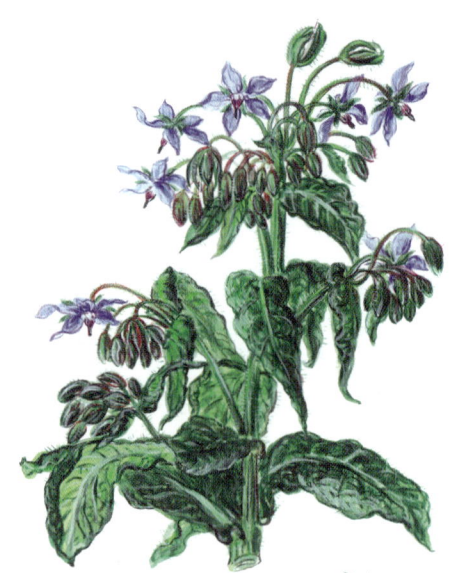

Borago officinalis

DER BORRETSCH
Sonnenenergie mit Gurkengeschmack

Wer alte Bücher mag, der kommt schwer von ihnen wieder los, hat er einmal die Nase in sie hineingesteckt. In unserer alten Klosterbibliothek kann es schon einmal passieren, dass ich auf der Suche nach einem bestimmten Buch bei einem ganz anderen Band hängen bleibe, als zu meinem ursprünglich gefassten Ziel vorzudringen. Gerade die Kräuterbücher haben es mir angetan. Den Autor Leonhart Fuchs aus dem 16. Jahrhundert habe ich schon an anderer Stelle erwähnt. Auch er kennt den Borretsch und schrieb Folgendes: »*Die blümlin von der Burretsch in wein gelegt und darvon getrunken, machen frölich, und vertreiben die traurigkeyt, unnd allerley schwermüitgkeit. So sie mit hoenigwasser gesotten werden, seind sie seer bequemlich und nützlich denen so im hals rauch seind, und derhalben husten.*« Und Tabernaemontanus meinte einst über diese Pflanze: »*Das Wasser von Blumen und Kraut abends und morgens und auch unter tags fünff Löffel voll getrunken reinigt das Geblüt von aller Unsauberkeit. Nimmt auch alle schwäre Fantasey und Traum und was sich von böser Melancholei erhebt.*«

Wissenschaftlich betrachtet zählt diese Heilpflanze zu den Raublattgewächsen (Boraginaceae) und hat ihre ursprüngliche Heimat im Mittelmeerraum. Von dort aus wurde sie über ganz Europa in den Gartenkulturen verbreitet. Der Borretsch ist einjährig. Er wird bis zu 70 cm hoch und wächst aus einer Rosette, welche die unteren Blätter bilden, empor. Der Stängel ist aufrecht, großzügig ästig verzweigt und dicht mit rauen Haaren besetzt. Die himmelblauen, selten weißen oder rosa Blüten werden zwischen Juni und August ausgebildet. Der Geruch der ganzen Pflanze ist gewürzhaft und leicht gurkenähnlich. Als Wirkstoffe finden sich in der krautigen Droge Stärke, Gerbstoffe, Asparagin, Kieselsäure, Harze, Vitamin C, Mangan und eine kleine Menge salpetersaure Salze.

Der Borretsch gilt seit alters her als herzstärkende Heilpflanze und steht damit in einer Reihe mit Gartenrose, Veilchen und Waldmeister. Er hat eine ganze Palette an Diensten aufzuweisen und wirkt reizmildernd, schweiß- und harntreibend, schleimlösend und entzündungswidrig, blutreinigend und fieberstillend. Selbst in der Tiermedizin kann man ihn verwenden. Wird die Pflanze in der Blütezeit verfüttert, stärkt sie das Herz und macht die Tiere leistungsfähiger. Zum gleichen Zweck kann auch verdünnter Borretschtee als Tränke gereicht werden. Dazu wird Tee und Wasser zu gleichen Teilen gemischt.

Haben Sie gewusst, dass es nicht nur unter Menschen und Tieren so etwas wie Sympathie gibt? So kann die Borretschpflanze an ihrem Standort im Garten in ihrer nächsten Umgebung ein paar Pflanzen besonders gut leiden. Dazu zählen Ringelblume, Ysop, Melisse und Natternkopf. Fichten und Quecke hingegen kann sie überhaupt nicht »riechen«.

In der Küche findet der Borretsch eine Reihe von Möglichkeiten vor, bei denen er kulinarisch wie auch zur Aufbesserung unserer Gesundheit herangezogen werden kann. Mit den jungen Blättern und Triebspitzen wird den Salaten ein würziger und gurkenähnlicher Geschmack verliehen. Oder probieren Sie den Borretsch einmal als Spinatgemüse. Zusammen mit Kraut oder Kohl gekocht, verbessern Sie nicht nur den Geschmack, sondern frischen Sie zugleich als Weide für die Augen die Farbe der Speise auf. Egal wie das Kraut verwendet wird: Nehmen Sie jeweils nur die frischen Triebe, Blätter und Blüten und lassen Sie die alten Blätter weg. Die schmecken bitter und sind sehr rauhaarig. Aber versuchen Sie, die blauäugige Südländerin zu sich an Ihren Tisch einzuladen. In ihr steckt die Kraft der Sonne. Mit den Blüten bringen Sie mehr Farbe in den Alltag. Sie tun dies dann auf eine rein biologische und abbaubare Weise. Warum immer auf Künstliches zurückgreifen, wenn der Herrgott uns ohnehin einen perfekten Farbkasten vor die Tür stellt?

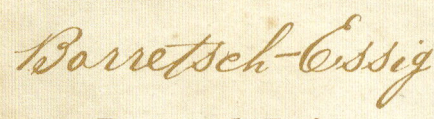

Borretsch-Essig

Einige blühende Zweigspitzen des Borretsch-Krautes in eine Flasche geben, naturbelassenen Apfelessig darübergießen, verschließen und acht Tage lang ins sonnige Fenster stellen. Danach dunkel und kühl lagern. Dieser Borretsch-Essig kann zum Verfeinern von Salaten und anderen Gerichten herangezogen werden.

Folgendes Getränk eine Zeit lang regelmäßig genossen, bringt Hilfe bei unreiner Haut, auch bei Kopfschuppen und zu hohem Cholesterinspiegel. Dazu rührt man in 1 Glas lauwarmes Wasser 2 Esslöffel voll Borretsch-Essig und trinkt dies morgens am besten nüchtern. Bei Schuppen wird der Kopf zusätzlich zweimal pro Woche mit dem verdünnten Essig gewaschen. Wenn Sie an unreiner Haut leiden, dann tupfen Sie die Stellen täglich am Abend mit Borretsch-Essig ab.

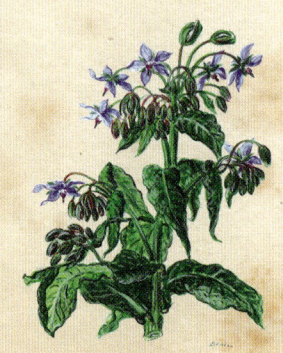

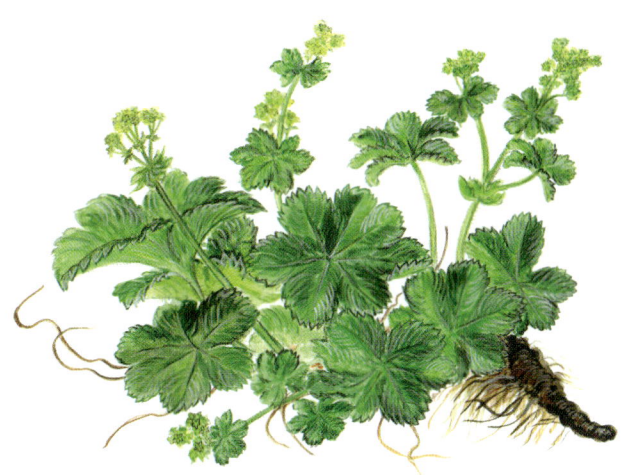

Alchemilla vulgaris

DER FRAUENMANTEL
Steht Frauen und Männern zu Diensten

Der griechische Philosoph Aristoteles, der im vierten vorchristlichen Jahrhundert lebte, hat sich unter anderem Gedanken über die Freundschaft gemacht. Folgender Ausspruch ist von ihm überliefert: »*Freundschaft im höchsten Sinne des Wortes mit vielen einzugehen ist nicht möglich, wie man auch nicht viele zugleich lieben kann.*« In dieser Aussage werde ich ermutigt, nicht zu oberflächlich über das, was mich interessiert und vor allem nicht über die, die ich als wertvolle Menschen auf meinem Lebensweg finden durfte, »drüberzugehen«. Aristoteles lädt mich ein, Beziehungen zu pflegen und sie – um ein lateinisches Wort durchklingen zu lassen – zu kultivieren. So bleibe ich in meinem Kräutergarten vor dem Frauenmantel stehen, der mit seinen schlichten Blättern durchaus schmuckhaft am Boden wächst. Wenn ich auf ihn blicke, meine ich, er hat gerade die Tautropfen der letzten Nacht eingefangen und für mich aufgehoben. Damit haben alten Erzählungen zufolge schon die Goldmacher des Mittelalters, die Alchemisten, experimentiert.

Alle Arten des Frauenmantels zählen zur Familie der Rosengewächse (Rosaceae). Charakteristisch sind die jung gefalteten Blätter, die sieben bis elf halbkreisförmige Abschnitte aufweisen. Für den Unkundigen ist die Pflanze leicht an den gezähnten Blatträndern zu erkennen, an denen nach feuchten Nächten und nach Regen aus den Wasserspalten kleine Tröpfchen austreten, die sich dann in den Blattachseln sammeln. Diesen Vorgang, der auch z. B. beim Ackerschachtelhalm zu beobachten ist, nennt man Guttation. Der Wurzelstock ist oft stark verholzt und trägt den Rest abgestorbener Blätter. Die Pflanze wird etwa 30 cm hoch.

Der Frauenmantel ist ein eisenreiches Heilkraut. Werden die frischen Blätter in der Morgenfrühe gepflückt, können diese auch Salaten beigemischt und so verzehrt werden. Die Ernte der Blätter des Krautes kann vom Frühjahr an bis Mitte August erfolgen. Sammeln Sie das frische Kraut um die Mittagszeit herum und trocknen Sie dieses dann an der Luft und vor allem im Schatten. Der aus dieser Grundsubstanz im Heißaufguss bereitete Tee steht bei Frauenleiden hoch im Kurs. Er tut aber genauso den Männern gut und wirkt unterstützend auf das Entwässerungssystem unseres Körpers. Dabei werden die Inhaltsstoffe wie Gerbstoffe, ein wenig Salizylsäure, Harz und Lecithin genützt.

Wer sich den Frauenmantel als Freund in den Garten holen will, sollte ihn am besten im Frühjahr pflanzen. Hier dient er dann auch als hübscher und gleichzeitig natürlicher Bodendecker. Seine Blätter werden darüber hinaus von der Floristik als dekoratives Element geschätzt und verwendet.

Kräuterpfarrer Hermann-Josef Weidinger legt den hohen gesundheitlichen Wert des Frauenmantels vor allem den Damen ans Herz. Die Heilpflanze verschafft ihnen Erleichterung, besonders in den Wechseljahren. Doch bei zu schwacher Regelblutung oder bei Regelstockung ist Vorsicht geboten, da die Droge eine eher hemmende Wirkung hat. Bei Gesichtsblässe nützt ein Tee aus gleichen Teilen Frauenmantel und Nussblättern, der drei Wochen hindurch genommen werden soll.

Ein interessanter naturwissenschaftlicher Aspekt ist noch die Art der Fortpflanzung des Frauenmantels bei den in Europa vorkommenden Arten: Diese erfolgt ungeschlechtlich. Die Samen werden also ohne Befruchtung gebildet. Mit einem Fremdwort nennt man diese Weise agamosperm. Wir Waldviertler würden darauf sagen: »Es gibt nichts, was es nicht gibt.«

Pflegemittel für die Haut

Setzt man zerkleinertes Frauenmantel-Kraut in kalt gepresstem Olivenöl im Verhältnis 1:4 in einem warmen Raum 14 Tage lang an oder lässt man es am Fenster in der Sonne stehen, so bekommt man nach dem Abseihen und Auspressen ein gutes Hautpflegemittel. Dieser Frauenmantel-Ölauszug kann auch mit Erfolg zur Nachbehandlung von Operationswunden und zur Vernarbung angewandt werden.

Bei schlecht heilenden älteren Wunden haben sich ebenso Umschläge mit Frauenmantel-Tee als äußerst hilfreich erwiesen. Den Tee bereitet man im Heißaufguss zu: 2 Teelöffel frisches oder getrocknetes, zerkleinertes Kraut mit ¼ l kochendem Wasser übergießen, 15 Minuten zugedeckt ziehen lassen, abseihen. Dieser Tee wirkt übrigens auch schnell bei Übelkeit, Schnupfen und Kopfweh.

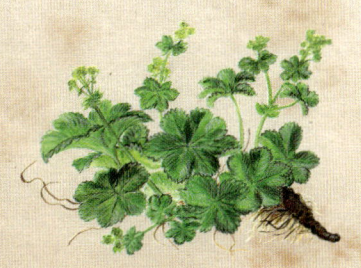

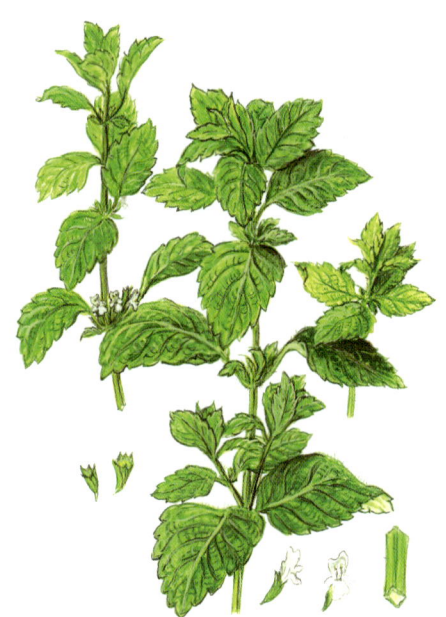

Melissa officinalis

DIE MELISSE
Duftende und heilsame Kraft aus dem Osten

Das Mittelmeer hat zwei Wasserstraßen als Begrenzung. Im Westen ist es die Meerenge von Gibraltar und im Osten ist es der Bosporus. Beide Stellen sind für die Geschichte der Menschen Europas von großer Bedeutung. Nicht minder stellen diese Übergänge für die Wanderungen innerhalb der Natur ein äußerst interessantes Beobachtungsgebiet dar. Da steht an erster Stelle natürlich der Vogelzug. Man sollte aber nicht vergessen, dass auch die Pflanzen im Lauf der Jahrhunderte eine Wanderung über oft große Wegstrecken zurücklegten. Das schnellste und effektivste Transportmittel war dabei – wie könnte es anders sein – der Mensch. Erst seit 1973 gibt es eine Verbindung zwischen Europa und Asien mittels einer eineinhalb Kilometer langen Hängebrücke in Istanbul. Die Melisse stammt aus Vorderasien und hat schon zur Zeit der alten Griechen und Römer ihre Reise in unsere Breiten angetreten und wurde in den Klostergärten seit jeher kultiviert.

Die Melisse gedeiht auf nährstoffreichen, nicht zu trockenen Böden in sonnigen Lagen. Sie gehört der Familie der Lippenblütler (Lamiaceae) an und kann eine Wuchshöhe bis zu einem Meter erreichen. Aus dem mehrköpfigen Wurzelstock, der stark verästelt ist, wachsen die aufrechten vierkantigen Stängel. Die eiförmigen Blätter sind gegenständig, zum Teil gestielt und schwach behaart. Zwischen Juli und September währt die Blütezeit der Melisse. Ihre gelblich weißen oder rein weiß gefärbten Blüten locken die Bienen als Nahrungsquelle an, sodass schon Hildegard von Bingen dieses Kraut »binsuga« (= Bienensaug) nannte. Für uns vernunftbegabte Zweibeiner verströmt die Pflanze ebenfalls einen zitronenartig angenehmen Geruch, sobald man die Blätter zerreibt. Der Geschmack der Melisse ist beim Verzehr würzig und etwas bitter.

Die Melisse steht beim Volk in hohem Ansehen. Grund dafür ist ihre beruhigende, krampfstillende und entblähende Wirkung. Sie ist demnach bei allen nervösen Leiden angezeigt, seien es nun Magenbeschwerden, Kopfschmerzen aufgrund von Überanstrengung und Hetze oder bei nervösen Schlafstörungen und Herzklopfen. In der Schwangerschaft kommt die Melisse jenen Frauen zu Hilfe, die unter häufigem Erbrechen leiden. Bei Erregungszuständen nach Auseinandersetzungen und Streit kann man ruhig eine Tasse Melissentee trinken, um wieder den Weg zurück zum Herzensfrieden zu unterstützen.

Unsere duftende Freundin enthält ätherisches Öl mit Citronellal und Citral als Geruchsträger. Von daher rührt auch der Name Zitronenmelisse. Zudem sind in der Pflanze Gerb- und Bitterstoffe sowie Schleimstoffe enthalten.

Das gut duftende Kraut macht durch sein Aroma rund um seinen Standort auf sehr angenehme Weise auf sich aufmerksam. Daher ist die Melisse für jeden Hausgarten zu empfehlen. Am besten wächst sie an einem geschützten Plätzchen voller Sonnenschein. Humus und durchlässiger Boden sind die Voraussetzung, dass sie in dichten Büschen emportreibt. Wenn die einzelnen Pflanzen nicht zu dicht gesetzt werden, kann man mithelfen, dass diese vor allem in niederschlagsreichen Jahren nicht von Pilzkrankheiten befallen werden. Die Jungpflanzen sind ohnehin leicht im Handel erhältlich, doch ebenso können die Wurzelstöcke geteilt werden. Die Melisse sät sich aber auch selbst aus.

Haben Sie einen Hang zum Schnarchen? Selber hört man es ja kaum, aber die anderen können zeitweise furchtbar darunter leiden. Das Schnarchen hat oft Blähungen und Völlegefühl zur Ursache. Eine Tasse Melissentee vor dem Schlafengehen getrunken, kann da vielleicht für ruhigere Nächte sorgen. Die nächste Umgebung wird es Ihnen danken.

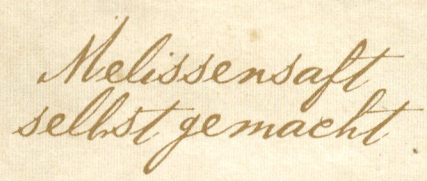

Melissensaft selbst gemacht

Man benötigt 1 l gutes Trinkwasser, 600 g Blütenhonig, 1 Handvoll frische Melissenblätter und 20 g Zitronensäure. Das Wasser erhitzen, den Honig darin auflösen, die zerkleinerten Melissenblätter dazugeben, durchrühren und zwei Tage mit einem Tuch bedeckt in einem dunklen Raum stehen lassen. Nun die Zitronensäure unterrühren, nach etwa eine Stunde abseihen und in Flaschen füllen. Den Melissensaft kühl aufbewahren.

Mit Mineralwasser verdünnt, gibt es an heißen Sommertagen kein besseres Erfrischungsgetränk für Jung und Alt. Es löscht den Durst auf angenehme und schmackhafte Weise, beruhigt die Nerven, stärkt außerdem Herz und Kreislauf. Nicht zuletzt schenkt dieser selbst zubereitete Melissensaft Entspannung und Ausgeglichenheit.

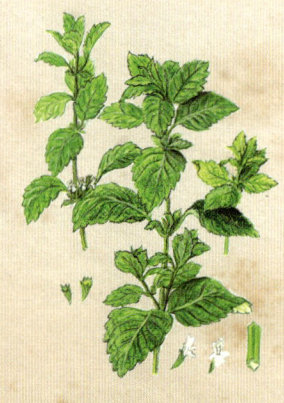

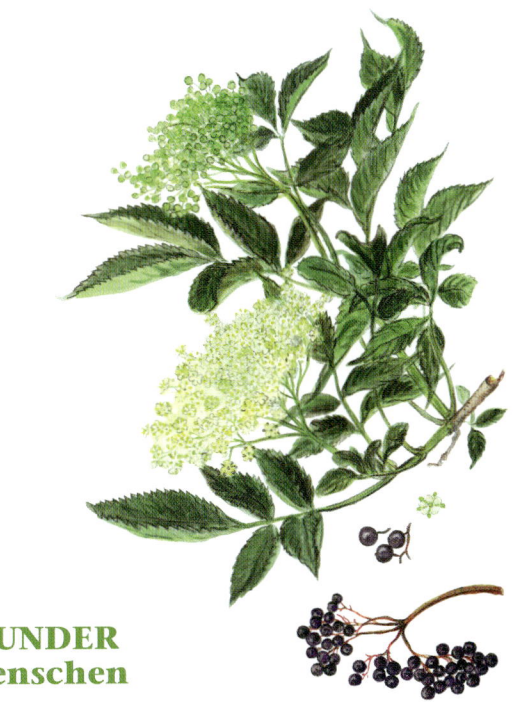

Sambucus nigra

DER SCHWARZE HOLUNDER
Sucht die Nähe des Menschen

Der Holunderstrauch weist in eine gute Zukunft. Dieses Resümee lässt sich aus der Legende ziehen, die rund um die Gründung des Stiftes Klosterneuburg existiert. Nach dieser Legende standen einst Leopold und seine jüngst mit ihm vermählte Gattin Agnes am Kahlenberg bei Wien, um zu beraten, wo sie ein Kloster gründen könnten. In ihrem Disput, bei dem sie sich nicht einigen konnten, erfasste ein Windstoß den Brautschleier auf Agnes' Haupt und trug ihn weit fort. Die Suche nach dem wertvollen Stück Stoff blieb erfolglos. Acht Jahre später aber fand Markgraf Leopold den in einem Holunderstrauch hängenden Schleier und gründete an dieser Stelle das Augustiner-Chorherrenstift. Es ist eben ein heiliger Strauch, der nicht nur in Niederösterreich hohes Ansehen genießt.

Der Name des Schwarzen Holunders leitet sich von dem althochdeutschen Wort »holantar« ab, was so viel wie hohler Baum heißt. Wer die Äste eines Holunders abschneidet – und welches Kind, das am Land aufgewachsen ist, hätte dies nicht getan –, wird merken, dass sich die Zweige leicht aushöhlen lassen. Die verschiedenen Holunderarten zählen zu den sogenannten Geißblattgewächsen (Caprifoliaceae). Der Schwarze Holunder wächst meistens als Strauch, seltenst als Baum, und erreicht eine Höhe zwischen drei und sieben Metern. Die rahmweiße Blüte erscheint als 10 bis 20 cm breite Doldenrispe und bildet in mehreren Teilen eine radförmige Krone. Die wertvollen Früchte sind schwarz gefärbt und geben dem Strauch den Namen. Die gefiederten Blätter haben auf der Unterseite einen bläulich grünen Farbton.

Bei den alten Germanen spielte der Holunder rund um den Tod eine bedeutende Rolle. Die trauernden Verwandten legten z. B. einen Hollerzweig auf das Gesicht des Verblichenen und pflanzten über der letzten Ruhestätte des Betrauerten einen Holunderbusch. Wer einen Holunderstrauch sucht, findet ihn in der Nähe von Scheunen, Schuppen und Stallungen. Manchmal säumt er Weg- und Waldränder. An seinem Standort ist der Holunder ein Platzhirsch. Setzen Sie also keine anderen Sträucher wie etwa Weißdorn, Pfaffenhütchen, Schlehdorn oder Wacholder in seine Nähe, da diese neben dem Holunder nur schlecht oder gar nicht heranwachsen.

Die weißen und angenehm duftenden Blüten des Hollers können von Mai bis Juni bei sonnigem Wetter gesammelt werden. Danach werden sie gebündelt und an einem schattigen, luftigen Ort getrocknet. Am besten, man rebelt die einzelnen Blüten hernach ab, trocknet sie auf einem Papier ausgebreitet noch einmal nach und lagert diese anschließend in lichtundurchlässigen Gefäßen.

Ein Tee, im Heißaufguss von Holunderblüten zubereitet, erweist sich als schweißtreibend. Zugleich stärkt er auch unser Immunsystem, wirkt gegen Körpergeruch und hilft bei Hautunreinheiten. Die Holunderbeeren *(Fructus Sambuci)* geben ein hochwertiges Nahrungsmittel ab. Sie sind reich an Vitaminen, haben einen hohen Anteil an Mineralien und Spurenelementen und beinhalten Aminosäuren. Die Erkenntnis über den hohen Wert des Holunderstrauches hat sich längst schon wieder durchgesetzt. Auf natürliche Weise stellt uns diese Pflanze sanfte Heilmittel zur Verfügung, die, sofern genützt und verwendet, das Gleichgewicht der organischen Vorgänge unseres Körpers wieder herstellen und festigen können. Es war früher der Brauch, den Hut vor einem Holunderstrauch zu ziehen. Der Spruch »Mit dem Hut in der Hand kommst du durch das ganze Land« hat schon seine Berechtigung. Die Tugend der Ehrfurcht hat in gleicher Weise etwas mit der Weisheit des Lebens als auch mit der Klugheit, dieses zu gestalten, zu tun.

Holunderbeer-Saft

Die Schwarzen Holunderbeeren dürfen niemals roh genossen werden! Saft, Hollerkoch oder Marmelade im gekochten Zustand sind jedoch sehr empfehlenswert.

Ein altes Hausrezept für den Saft: Ein großer Topf wird zu ⅔ mit reifen Schwarzen Holunderbeeren gefüllt, wobei es genügt, die großen, grünen Stiele abzuschneiden. Wer sehr genau sein will, der löst die Beeren mit der Gabel von den Stielen. Reife Birnen und süße Äpfel (eventuell auch Fallobst) werden klein geschnitten und zu den Holunderbeeren gegeben. Den Topf mit Wasser auffüllen und das Ganze unter Umrühren etwa 3 Minuten gut durchkochen, bis die Beeren platzen und die Birnen oder Äpfel zu zerfallen beginnen. Dann passiert man den Saft durch ein Sieb. Den Rückstand kann man noch einmal mit etwas Wasser aufkochen, abseihen und zum ersten Saft mischen. Diesem Hollersaft werden je nach Geschmack 150 bis 500 g Zucker pro Liter beigefügt, erneut aufgekocht und sofort in sterilisierte Flaschen gefüllt. Nun hat man einen gesunden Saft zum Verdünnen parat, der uns viele Vitamine und Mineralstoffe liefert.

Wenn man friert und das Gefühl hat, sich erkältet zu haben, dann soll man diesem Holunderbeer-Saft zirka die Hälfte Wasser und etwas Zitronensaft zusetzen, bevor man ihn gut erwärmt und sehr warm trinkt. Das verscheucht jede Erkältung.

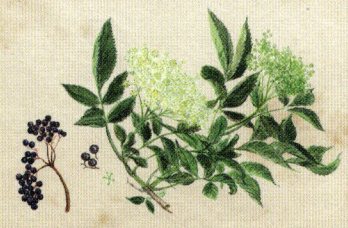

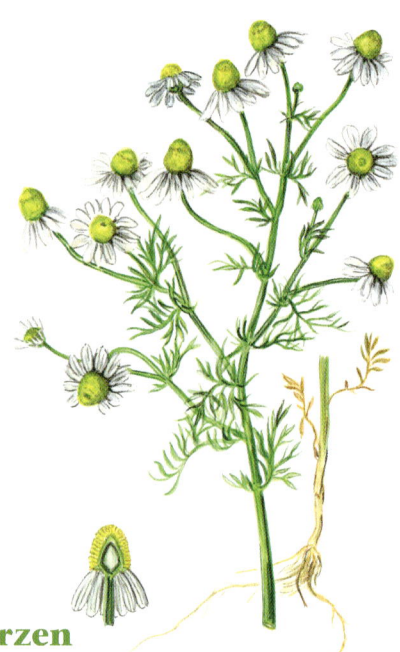

Matricaria chamomilla

DIE ECHTE KAMILLE
Ein Kräutl mit goldenem Herzen

Der von vielen geschätzte Kardinal Dr. Franz König gestaltete sein alltägliches Leben sehr diszipliniert. Er hatte dafür auch eine hohe Motivation: »*Wir müssen versuchen, gesund zu leben, aus Dankbarkeit und Verantwortung unserem Schöpfer gegenüber!*« Sein hohes Alter, das er erreichen durfte, hat ihm anscheinend recht gegeben. Wer dankbar ist, der weiß auch, dass er etwas übereignet bekommen hat. Wer verantwortungsvoll handelt, der ist sich gewiss, dass er – auf welche Art auch immer – eine Aufgabe fürs Leben erhalten hat. Die Kamille verkörpert gleichsam diese Weisheit. Sie gilt als Sinnbild der Bescheidenheit und behält nichts für sich. Sie erfreut sich allgemeiner Beliebtheit. Man greift gern auf sie zurück, wenn es da oder dort zwickt und Entzündung sich breit macht.

Die Echte Kamille zählt zu den Korbblütlern (Asteraceae) und ist ein einjähriges Kraut, das wild wachsend eine Höhe bis zu 50 cm erreicht; wird die Kamille kultiviert, kann sie auch noch höher werden. Die eher kurze Wurzel ist stark verästelt. Der aufrechte, kahle Stängel verzweigt sich und aus ihm sprießen die fiederteiligen Blätter mit fadenförmigen Zipfeln. Die Blütenköpfe besitzen zwölf bis 18 weiße Zungenblüten, die zuerst ausgebreitet und gegen Ende der Blütezeit nach unten geschlagen sind. Die Blüte weist noch ein besonderes Merkmal auf: Der Blütenboden ist im Gegensatz zu den anderen Verwandten nur bei der Echten Kamille innen hohl. Ursprünglich liegt die

Heimat der Kamille in Süd- und Osteuropa, heute wird sie aber in Mitteleuropa überall kultiviert. Dieses Kräutl blüht oft zweimal im Jahr zwischen Juni und September. Die Blütezeit kann bis zu 65 Tage betragen.

Die Kamillendroge ist eines der populärsten Hausmittel. An dieser Stelle sei aber eine Erkenntnis hervorgehoben, die für alle Anwendungen mit Heilkräutersubstanzen Gültigkeit hat: 1. Stellen Sie keine Pflanze als absolut dar. 2. Titulieren Sie kein Kraut mit dem Ehrentitel »Allheilmittel«. 3. Trinken Sie niemals eine Teesorte das ganze Jahr hindurch. Es gilt: Alles mit Maß und Ziel! Und noch ein Hinweis: Allergiker sollten auf jeden Fall die Reaktion des Körpers auf die Kamille berücksichtigen und gegebenenfalls auf einen Kontakt mit der Pflanze verzichten.

Ungehindert dessen stellt die Echte Kamille eine ganz wertvolle Hilfe für uns Menschen dar. Ihr wichtigster Bestandteil ist ein ätherisches Öl, welches das antibakterielle Cham-Azulen von blauer Farbe und das krampflösende Bisabolol enthält. Zusammen mit Flavonen, Glykosiden, Cumarinderivaten und Gerbstoffen ist die Echte Kamille in vielen Fällen zur Linderung und Heilung verwendbar. Das Ernte- und Sammelgut dieser Heilpflanze besteht aus Kamillenblüten *(Flos Chamomillae)* und aus Kamillenkraut mit Blüten *(Herba Chamomillae cum floribus)*. Für einen guten Ertrag bei der Ernte beginnt man mit dem Pflücken der Blüten drei bis fünf Tage nach dem Aufblühen. Dies kann sich über eine längere Zeit erstrecken, da sich die Blüten erst nach und nach öffnen.

Kamillentee hat in der Heilkunde seinen fixen Platz. Innerlich angewendet, kann er bei Magen- und Darmbeschwerden helfen, aber auch bei Koliken und Verdauungsstörungen. Bei Fieber kommt man mit Kamillentee besser ins Schwitzen. Selbst bei Menstruationsbeschwerden konnte er sich schon oft bewähren. Äußerlich findet der Kamillenaufguss seine Verwendung bei Wunden und Abszessen in Form von Umschlägen. Und wer auf sein Kopfhaar großen Wert legt, der kann nach dem Waschen den Kopf mit Kamillenaufguss einreiben. Die entzündungshemmende Wirkung trägt zur Gesunderhaltung des Haarbodens bei. Für die Entspannung des Körpers und die Pflege der Haut kann man Kamillenblüten-Absud, der in einem größeren Topf mit der entsprechenden Menge an Substanz fünf Minuten lang abgekocht wurde, dem Badewasser zufügen. Diese Anwendung wirkt gleichzeitig desodorierend.

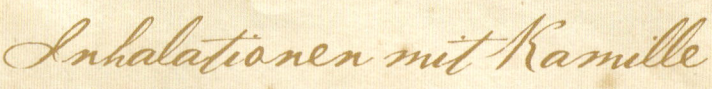

Inhalationen mit Kamille

Sie können mit Kamillentee oder am besten mit dem blauen ätherischen Öl durchgeführt werden. Dieses Öl wird seit dem Mittelalter aus den frischen Blüten destilliert und ist sehr kostbar. Bei direkter Anwendung hinterlässt es durch das Cham-Azulen eine tiefblaue Färbung auf der Haut, die aber nach einigen Stunden wieder schwindet.

Für die Inhalation stellt man ½ l kochendes Wasser (bzw. dampfenden Kamillentee mitsamt den Blüten) in einem Topf auf den Tisch, gibt 5 bis 8 Tropfen des ätherischen Öles hinein und setzt sich hin. Nun zieht man ein großes Handtuch über Schultern, Kopf sowie das dampfende Gefäß und beugt sich darüber. Die Ellbögen auf den Tisch gestützt, hält man das Tuch fest und hebt es öfters kurz, um die Temperatur zu regeln und Sauerstoff eintreten zu lassen. Die Inhalation soll ruhig und entspannt 10 Minuten durchgeführt werden, wobei man tief ein- und ausatmet.

Diese Anwendung leistet gute Dienste bei Migräne und Schlaflosigkeit. Ebenso hilft die desinfizierende und entzündungshemmende Kamillen-Inhalation mit, dass Erkrankungen der Atemwege wie Bronchitis, Schnupfen, Husten, Heiserkeit oder auch Neben- und Stirnhöhlenkatarrh bald abklingen.

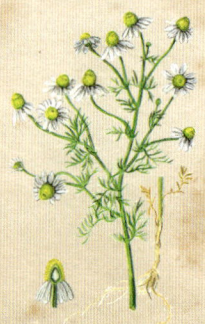

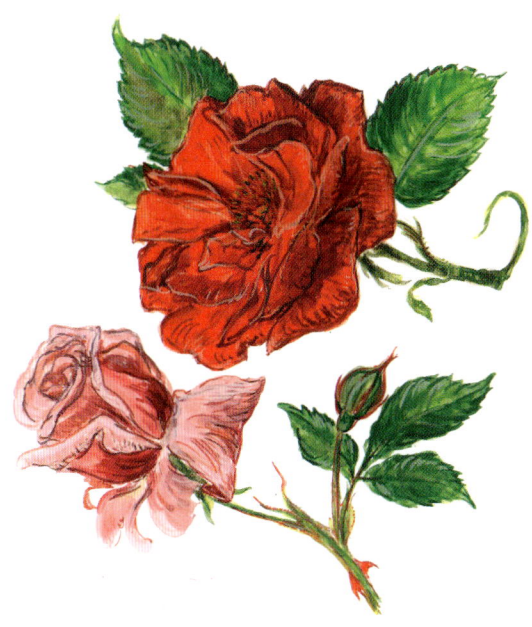

Rosa centifolia

DIE ROTE ROSE
Heilsame Schönheit

Im »Hortulus«, seinem Gartengedicht über die Pflanzen, vergleicht der Abt Walahfrid Strabo die Blütenpracht der Rosen mit dem Gold des Paktolos. Um dieses Bild zu verstehen, müssen wir in die antike Welt der Sagen vordringen. Dort gibt es die Erzählung von König Midas und dem Gold. Der mächtige König Midas hegte seit Langem einen Wunsch: Alles, was er berührte, sollte zu Gold werden. Zufällig schuldete ihm der Gott Dionysos noch einen Gefallen und so erfüllte dieser dem König sein Sehnen. Anfangs hatte Midas eine riesen Freude über seine einmalige Fähigkeit. Doch sobald es zu Tisch ging, kehrte sich der Frohsinn in panische Angst um, denn auch die Speisen und der Wein wurden zu Gold. Er drohte zu verhungern. Da kam Dionysos zu Hilfe und schickte den König zum Fluss Paktolos. Dort sollte er die Zauberei abwaschen. Und das half. Der mächtige Midas konnte wieder essen und trinken. Seitdem wird erzählt, der Paktolos habe viel Gold in seinem Sand.

Die Rose steht an erster Stelle der nach ihr bezeichneten Rosengewächse (Rosaceae). In der Hortologie unterscheiden wir die Gartenrosen in ihrer lang gezüchteten Vielfalt von der wilden Hundsrose. In ihrer Stammform handelt es sich bei den Rosen um sommergrüne Sträucher. Die mit Stacheln besetzten Äste dienen einerseits als Schutz gegen Tierverbiss, andererseits helfen die Stacheln der Pflanze beim Festhalten an den »Kletterhilfen«, die ihnen Men-

schen oder die Natur zur Seite stellen. Die Blüten sind bei der Urform fünfzählig. Die Früchte der Rosen kennen wir als Hagebutten. In diesen Früchten, die sich aus dem Blütenbecher der Rose bilden, befinden sich kleine Einzelnüsschen. Das Fruchtfleisch der Hagebutten ist meist orange bis rot gefärbt.

Die Rose gilt seit jeher als Zeichen für Schönheit und Liebe. Aus diesem Blickwinkel betrachtet, kann man nicht umhin, ihr den Titel der Königin aller Blumen zu verleihen. Der Juni ist der beste Rosenmonat. Gerade dann stehen die Rosensträucher in voller Blüte. Das ist genau eben auch die richtige Zeit, um die Blütenblätter als Haushaltsdroge zu sammeln.

Die Ernte soll nur bei sonnigem und trockenem Wetter stattfinden. Der Geruch der Rosen ist mitbestimmend bei der Qualitätseinstufung. Die Blätter der Rosenblume haben ihren eigenen typischen Geschmack, mild und leicht zusammenziehend. Die dunkelrote Farbe ist die wertvollste. Rosen-Blütenblätter-Tee wird im Heißaufguss im Verhältnis ein gehäufter Teelöffel getrocknete Blütenblätter zu ¼ l kochendem Wasser zubereitet und 15 Minuten lang zugedeckt ziehen gelassen, bevor man ihn abseiht. Diesen Tee trinkt man morgens gleich nach dem Aufstehen und abends eine ¾ Stunde vor dem Schlafengehen.

Rosenblüten können mithelfen, dass die Nerven entspannt werden. Die Verdauung wird verbessert und der Stuhlgang leicht angeregt. Selbst bei Schwindel und Kopfschmerzen stellt sich durch die Inhaltsstoffe der Rose Besserung ein.

Das moderne Leben ist oft ein Dahinfristen in Hochspannung. Die Nerven nützen sich sehr schnell ab und wir fühlen uns dabei irgendwie in die Tiefe gezogen. Wenn aber ein Strauß Rosen am Tisch steht oder gar als Geschenk überreicht wird, werden wir wieder aufgerichtet. Durch den Blick auf die Schönheit und Farbenpracht der Blüten wird uns das Bewusstsein gestärkt, in dem wir die zahlreichen schönen und edlen Facetten unserer Erdentage wieder mehr hervorkehren. Es muss diese angenehmen Unterbrechungen des von vielen Faktoren oft brutal bestimmten Alltags geben. Vergessen wir nicht, dass auch die Schönheit, die Treue, der Respekt und die Liebe genauso lebenswichtig sind wie das tägliche Brot.

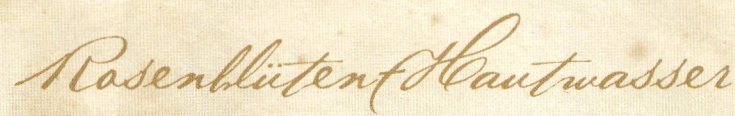

Rosenblüten-Hautwasser

Im Sommer bei sonniger Witterung um die Mittagszeit von duftenden roten Rosen-Blütenköpfen, die sich erst frisch geöffnet haben, einige schöne Blumenblätter abzupfen. Sogleich 50 g davon in ein weißes Glasgefäß geben, mit ½ l 96-%igem Alkohol übergießen, verschlossen 14 Tage ins Fenster stellen und die Sonnenstrahlen einwirken lassen. Diesen Ansatz täglich einmal durchschütteln und letztlich abseihen.

Den Rückstand mit ¾ l abgekochtem, ausgekühltem Wasser auswaschen, filtrieren und zur ersten Flüssigkeit mengen. Das fertige Rosenblüten-Hautwasser in hübsche Fläschchen füllen, kühl und dunkel lagern. Man erhält so ein feines natürliches Kosmetikum, das nach der Rasur oder Morgenwaschung Verwendung finden kann. Dieser herrlich duftende Rosenblüten-Extrakt ist in erster Linie ein mildes Pflegemittel für die empfindliche Haut der Damen.

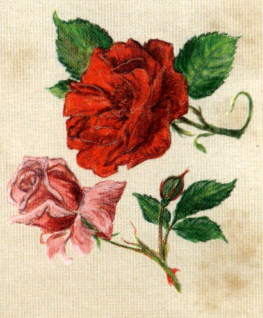

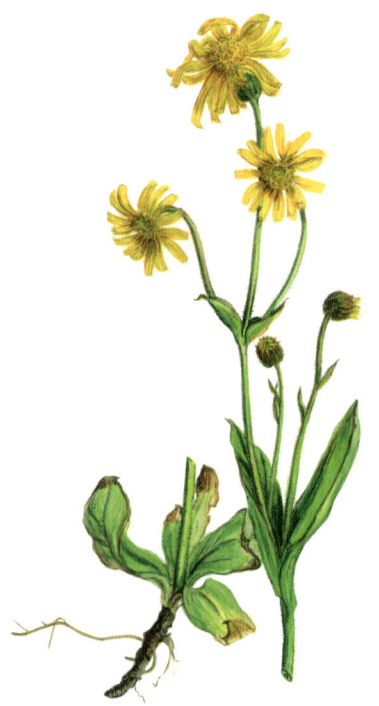

Arnica montana

DIE ARNIKA
Erste Hilfe bei Wunden und Verletzungen

Psalm 121 aus dem Alten Testament beschreibt Gott als den Hirten Israels. Der Text lässt den Leser nicht unberührt. Dieses uralte Lied darf ich in regelmäßigen Abständen beim Chorgebet in unserer Stiftskirche singen. *»Ich hebe meine Augen auf zu den Bergen: Woher kommt mir Hilfe? Meine Hilfe kommt vom Herrn, der Himmel und Erde gemacht hat. Er lässt deinen Fuß nicht wanken; er, der dich behütet, schläft nicht. Nein, der Hüter Israels kennt weder Schlaf noch Schlummer. Der Herr ist dein Hüter, der Herr gibt dir Schatten; er steht dir zur Seite. Bei Tag wird dir die Sonne nicht schaden noch der Mond in den Nächten. Der Herr behüte dich vor allem Bösen, er behüte dein Leben. Der Herr behüte dich, wenn du fortgehst und wiederkommst, von nun an bis in Ewigkeit.«* Im Gedanken stelle ich mir dann immer unsere heimische Bergwelt vor, in der ich ganz gerne zusammen mit Freunden wandere.

Dort ist die Arnika oder der Bergwohlverleih zu Hause. Der ausdauernde Korbblütler wächst im Bergland Süd- und Mitteleuropas, wo er in eine Seehöhe bis zu 2500 Meter vordringt, ist aber auch auf moorigen Wiesen im Nordwesten unseres Kontinents zu finden. Als Standort wählt sich die Arnika saure, kalkarme Böden und mageres Grasland. Der Wurzelstock des

Krautes sprießt knapp unter der Oberfläche und ist außen braun und innen weiß gefärbt. Die Blüten der Arnika sind orangegelb, außen zungenförmig und innen röhrenförmig. Die Pflanze wächst 20 bis 60 cm hoch. Ihr Geruch ist aromatisch, der Geschmack schwach bitter. Die wilden Vorkommen der Arnika stehen unter strengem Naturschutz. Mittlerweile ist es gelungen, auch eine kultivierte Art für den Garten heranzuzüchten.

Die wichtigsten Inhaltsstoffe der Pflanze sind der Bitterstoff Arnicin, Inulin, Gerbstoffe, Harze, Apfelsäure und herzwirksame Substanzen. Am besten macht man sich die Wirkstoffe in Form einer Tinktur äußerlich zunutze. Natürlich kann man das Gute dieser Pflanze auch innerlich anwenden. Besondere Vorsicht ist aber im Hinblick auf eine richtige Dosierung geboten, um Nebenwirkungen zu vermeiden. Arnika wirkt stark entzündungshemmend und wundheilend. Gute Erfolge erzielt man, wenn man bei Blutergüssen, Quetschungen und Verstauchungen, bei Gicht, Rheuma, aber auch bei Muskel- und Sehnenzerrungen mit der Arnika »zusammenarbeitet«.

Bei Entzündungen im Mund und Rachen sind Spülungen und das Gurgeln mit Arnikatinktur eine wertvolle Hilfe. Dazu gibt man 1 Teelöffel voll in $1/8$ Liter lauwarmes Wasser. Die Substanzen der Arnika fördern nämlich die Durchblutung und steigern so die Abwehrbereitschaft der Schleimhäute.

Gerade in den Monaten Juli und August, dann, wenn die Arnika blüht, ist die beste Zeit, eine Bergwanderung zu unternehmen. Wer sich dazu aufrafft, um etwa die Arnikapflanzen in der unberührten Natur der Bergwelt und der sie schützenden Wälder zu finden, hat alleine schon durch die Bewegung etwas Wertvolles in seine Gesundheit investiert. Sich dem Himmel nahe zu fühlen ist eine Erfahrung, die jede und jeder am besten in der frischen Luft macht. Wer Kreislauf und Muskulatur durch die eigene Bewegung stärkt, kommt dadurch wieder besser zum Denken. Und das Denken führt in logischer Folge zum Danken. Es sind oft die kleinen Dinge, die unser Leben reich machen; es sind oft die kurzen Momente unter Gottes freiem Himmel, die im Innern gespeichert bleiben und uns das endgültige Ziel vor Augen halten. Reinhard Mey hat schon Recht mit seinem Lied: »Über den Wolken muss die Freiheit wohl grenzenlos sein …«

Arnikaschnaps

Wald, Wiese und Sonne prägen den Charakter der Arnika, der meistgebrauchten Heilpflanze der Älpler. Sie setzen seit jeher die Blüten mit der vierfachen Menge selbst gebranntem Schnaps an, dies ergibt eine scharfe Tinktur, den sogenannten »Arnikaschnaps«. Wenn Sie diese Tinktur selber herstellen möchten, so beachten Sie bitte, dass die Pflanze bei uns unter Naturschutz steht. Man besorgt sich am besten die getrockneten Blüten oder gleich die fertige Tinktur aus der Apotheke.

Arnikaschnaps eignet sich ausgezeichnet zur Desinfektion von Wunden und zur Erstversorgung bei Verletzungen aller Art. Mit verdünnter Arnikatinktur (1 Esslöffel voll auf ¼ l Wasser) werden kalte Umschläge bei Blutergüssen, Schwellungen, Verrenkungen, Prellungen und Sehnenzerrungen angebracht.

Um die Abwehrkräfte zu steigern und die Herztätigkeit zu fördern, nimmt man zwei- bis dreimal täglich 3 bis 5 Tropfen Arnikatinktur auf einem Esslöffel Wasser ein. Aber bitte bei innerlicher Anwendung Arnika nicht überdosieren!

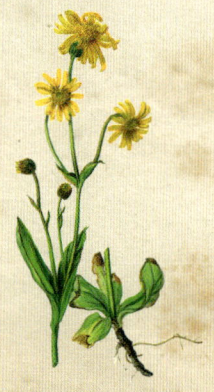

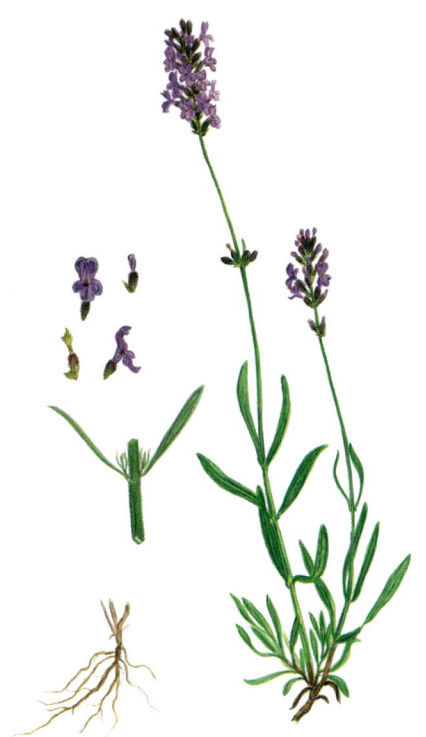

Lavandula angustifolia

DER ECHTE LAVENDEL
Schafft eine Atmosphäre der Ordnung und Frische

Es war im Jahr 1986. Ich durfte das erste Mal nach Südfrankreich in die Provence reisen. In der Nähe des berühmten Dorfes Gordes liegt das alte Zisterzienserkloster Sénanque. Typisch für diesen Orden befindet sich das Kloster in einem Tal an einem kleinen Flüsschen. Östlich der Kirche und des Kapitelsaales der alten Abtei breiten sich Felder aus, auf denen in schönen Reihen gesetzt der wohlduftende Lavendel steht. Dieses Bild hat sich mir eingeprägt. Wenn ich zu Hause im Kräutergarten unseres Stiftes an den Lavendelbeeten rund um den Brunnen verweile, kann es sein, dass ich mich bei ein klein wenig Fernweh nach der Provence und ihren landschaftlichen, kulturellen und nicht zuletzt kulinarischen Besonderheiten ertappe. Da unser Freund mit seinen grauvioletten Blüten Gott sei Dank auch bei uns wächst, bleibe ich daheim und danke dem Herrgott für die vielen schönen Seiten meiner Heimat.

Der Lavendel steht in der Runde der Lippenblütler (Lamiaceae). Wie viele seiner Kollegen stammt auch er aus dem Gebiet rund um das Mittelmeer. Und wie bei vielen heilvollen Pflanzen trugen auch hier die Klöster des Mittelalters zu seiner Verbreitung und seiner Kultivierung den wesentlichsten Beitrag bei. So berichtet bereits Hildegard von Bingen im 12. Jahrhundert über den Lavendel. Diese mehrjährige Pflanze wird bis zu 75 cm hoch. Sie ist ein Strauch, dessen anfangs weiche Stängel mit der Zeit verholzen. Durch die Behaarung erscheinen die Blätter graugrün. Die blütentragenden Zweige wachsen über die Blätter hinaus. Die Blüten selber entfalten sich im Juni. Sie sind in einer Scheinähre auf dem Stängel angeordnet und blau- bis grauviolett gefärbt. Zu deren Inhaltsstoffen zählen ätherisches Öl, Gerbstoffe, Cumarin, Urol- und Rosmarinsäure.

Wer sich den Lavendel in den Garten holt, sollte einiges beachten. Der günstigste Standort für den duftenden Freund, der auch sehr viele Bienen anlockt, ist ein sonniger Platz. Seine Wurzel treibt er am liebsten in einen wasserdurchlässigen und nährstoffarmen Boden, der einen nicht allzu hohen Kalkgehalt aufweist. Der Lavendel sammelt die Sonne des Frühjahrs und des frühen Sommers und gibt diese dann in seinen Blüten an uns Menschen weiter. Gießen Sie den Lavendel nicht zu übermäßig; für ein paar Tropfen kühlendes Nass ist er aber in langen Trockenperioden durchaus dankbar. Der Lavendel lässt sich sowohl durch Samenaussaat als auch durch Stecklinge vermehren. Für Stecklinge nimmt man aber bereits verholzte Stängelteile.

Die Heilwirkung des berühmten Lippenblütlers wird dort eingesetzt, wo Nerven und Verdauung des Menschen geschwächt oder angegriffen sind. Es profitiert aber ebenso unsere äußere Hülle von den angenehmen Effekten des Lavendels. Von den Bienen war bereits die Rede. Wenn Sie einen Urlaub in Mittelmeerländern verbringen, dann schauen Sie sich nach Möglichkeit nach einem Glas Lavendelhonig um. Dieser wohlriechende Honig mit sehr angenehmem Aroma besitzt krampflösende, schmerzstillende und stärkende Eigenschaften. Zu empfehlen ist sein Gebrauch bei hartnäckigem Husten und Kehlkopfentzündung.

Wer schlecht schläft, darf sich ruhig eine wenig Lavendel zu sich ins Bett holen. Zuvor aber schneiden Sie Lavendelzweige zur Blütezeit bei praller Sonne in der Mittagszeit und trocknen diese anschließend im Halbschatten. Danach zerkleinern Sie das dürre Kraut und füllen es in ein Leinensäckchen, das Sie dann unter den Kopfpolster legen können. Das Aroma schenkt erquickenden Schlaf und macht eventuelle Kopfschmerzen erträglicher. Wer trockene Blüten zu einem Pulver zerreibt, kann diese Substanz bei verstopfter Nase als kleine Prise dreimal am Tag aufschnupfen. Gesundheit!

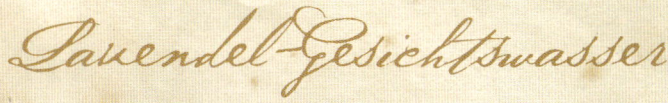

Lavendel-Gesichtswasser

Für dieses Natur-Kosmetikum nimmt man getrocknete Lavendelblüten und keine frischen, denn im getrockneten Zustand ist der Duft um ein Vielfaches höher.

25 g der Blüten gibt man in ein Glas, gießt ⅛ l Apfelessig und ⅓ l abgekochtes, ausgekühltes Wasser darüber. Für eine Woche bleibt dieser Ansatz an einem warmen Ort stehen, wobei man ihn täglich einmal durchschüttelt und die Flüssigkeit kontrolliert. Sollten die Blüten zu viel aufgesaugt haben, noch etwas abgekochtes und ausgekühltes Wasser hinzufügen und gut durchmischen. Zuletzt wird der Ansatz durch ein Haarsieb geseiht und ⅛ l Hamameliswasser zu der Flüssigkeit gemixt, bevor man das fertige Hautpflegemittel in schöne braune Fläschchen füllt und beschriftet.

Dieses duftende Lavendel-Gesichtswasser eignet sich aufgrund seines idealen pH-Wertes hervorragend zur Regenerierung des natürlichen Säureschutzmantels der Haut, vor allem für unreine, fette und schlecht durchblutete Gesichtshaut. Aber ebenso kann man den Gesamtkörper nach dem Bad damit einreiben. Es wirkt stark beruhigend, keimtötend und erfrischend.

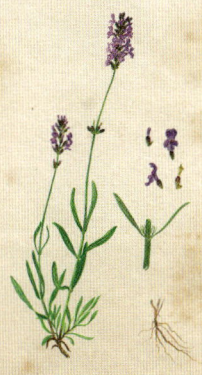

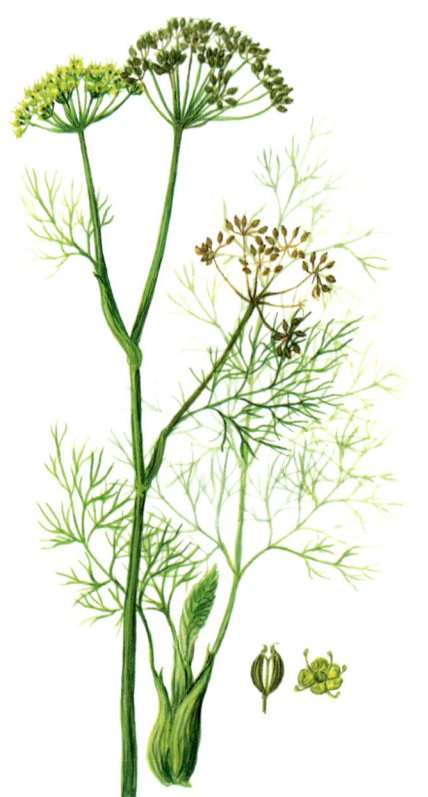

Foeniculum vulgare

DER FENCHEL
Beruhigt Magen und Darm

Im späten Mittelalter spielt die Pflanzensymbolik eine große Rolle. Konrad von Würzburg z. B. vergleicht die Gewürzpflanzen samt deren Duft mit himmlischen Gewändern, ja sogar mit dem Gewand der Gottesmutter Maria. Dazu zählt auch der Fenchel. Er wird seit jeher hoch in Ehren gehalten und findet Erwähnung in altägyptischen Schriften genauso wie bei den Griechen und den Römern. Aus dem »Capitulare de villis« Karls des Großen geht hervor, dass die Fenchelpflanze in den Pfalzen des Kaisers kultiviert wurde. Ohne dem Aberglauben huldigen zu wollen, sei auf die – durchaus fragwürdige – Verwendung dieses Krautes als Mittel gegen Zauberei verwiesen. Egal ob als Tee oder als Speise am Tisch serviert, der Fenchel verdient unsere Aufmerksamkeit.

Er steht als Gattung ganz alleine da in der Familie der Doldengewächse (Apiaceae oder Umbelliferae). Der Fenchel wächst zweijährig und treibt eine lange, fleischige Wurzel, die sich tief im Boden verankert. Die ausgewachsene Pflanze kann eine Höhe bis zu 2 Meter erreichen. Der runde, dunkelgrün gefärbte Stängel ist fein gerillt und blau bereift. Ganz oben verästelt er sich stark. Die in Dolden angeordneten Blüten sind gelb, die Dolden tragen keine Hüllblätter. Wie so viele wertvolle Pflanzen stammt auch der Fenchel aus dem Gebiet rund um das Mittelmeer. Bei uns in Mitteleuropa kommt er praktisch nur als Gartenpflanze vor. Die Blütezeit erstreckt sich von Juli bis September. Die nacheinander reifenden Dolden tragen von Mitte September bis Ende Oktober die reifen Sämereien des Fenchels.

Die für den Speiseplan verwendeten Fenchelknollen stammen von einer eigens dafür gezüchteten Art, dem Gemüsefenchel. In erster Linie kommen aber die Früchte, oder besser Samen, des Fenchels zum Einsatz in der Küche. Vor allem für Backwerk und für Brot sind sie ein gutes Gewürz. Die jungen Blätter und die zarten Blattstängel können der Verfeinerung von Fischgerichten und Salaten dienen. Wer Gurken oder Sauerkraut einlegt, kann noch nicht ausgereifte Fencheldolden beigeben, um den Geschmack zu bereichern. Und wer einen Tee zustellt, der nimmt entweder gestoßene Früchte oder die Blätter und Stängel als Droge zum Aufbrühen.

Unsere Großeltern und Urgroßeltern hatten immer eine ganze Palette von Hausmitteln parat, um helfend und heilend zur Stelle zu sein. Diese Hausmittel sind so etwas wie eine Schatzkiste, die man heute gleichsam von den Dachböden und aus den Kellern holt, abstaubt oder reinigt und als großen Wert wiederentdeckt. So kenne ich ein Hausmittel, das die den Körper wärmende Eigenschaft des Fenchels nutzt. 10 g Fenchelsamen werden 10 Minuten lang in ¼ Liter Milch gekocht, danach abgeseiht und warm getrunken. Dadurch bessern sich krampfartige Zustände sehr schnell.

Der wichtigste Wirkstoff des Fenchels ist ätherisches Öl, das je nach Qualität der Samen in einem Anteil über 5 Prozent vorhanden ist. Seine Heilwirkung kann als appetitanregend, tonisch, verdauungsfördernd und besonders bei Kindern als beruhigend beschrieben werden. Äußerlich verwendet, dient der Tee zum Gurgeln bei Halsentzündungen und für Augenbäder. Wer Bienen züchtet, kann den emsigen Honiglieferanten eine Schale Fencheltee mit Honig gesüßt anbieten und trägt so zur Gesunderhaltung der fleißigen Völker bei. Den Haustieren menge man bei Husten und Blähungen zerriebene Fenchelsamen dem Futter bei. Der Fenchel ist also so etwas wie eine kleine Hausapotheke, die immer griffbereit sein sollte, wenn man sie braucht.

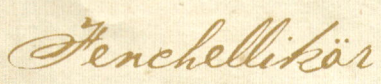

Fenchellikör

150 g Fenchelfrüchte, 30 g Anis-, 15 g Koriander- und 5 g Kümmelkörner mischen und im Mörser leicht anstoßen. Die Körnermischung in ein weithalsiges weißes Glas geben, mit 1 l Obstbrand übergießen, 14 Tage ins Fenster stellen. Nach dieser Ansatzzeit 500 g Honig in 1 l abgekochtem, temperiertem Wasser auflösen, auskühlen lassen und mit dem abgeseihten Auszug vermischen. In Literflaschen füllen, noch einige Wochen dunkel und kühl lagern.

Mäßig genossen, erwärmt der Fenchellikör den Magen und schenkt in tristen Situationen neuen Mut. Aufgrund seiner ätherischen Öle und der lindernden Kraft des Honigs entfaltet dieser würzige Likör auch seine beruhigende und schleimlösende Wirkung auf die Atemwege, was uns bei Husten, Heiserkeit sowie bei Erkältungen sehr gelegen kommt.

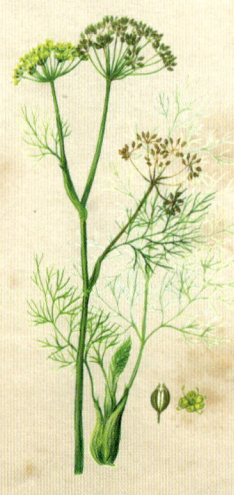

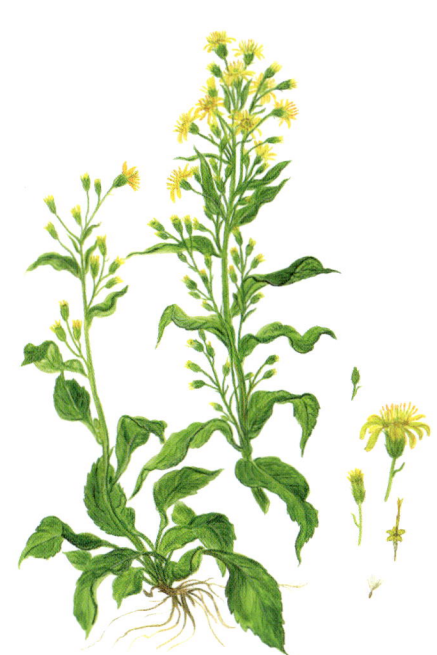

Solidago virgaurea

DIE ECHTE GOLDRUTE
Hält die körperliche Abflussleitung intakt

Kahlschlag – welch ein hartes Wort. Auch in der Realität ein harter Eingriff. Aber es gehört dazu. Ich bin mit der Waldwirtschaft in meiner Heimat groß geworden. Leider gab und gibt es dort immer noch Fichtenmonokulturen, die in jedem Fall aufgrund des geringen Niederschlags problematisch zu halten sind. Die Kombination Klimawandel und Borkenkäfer tun da das Ihre dazu. Jedoch sehe ich das Fällen eines Baumes mit relativer Nüchternheit, gerade dann, wenn es in einem Nutzwald passiert. Eine gewisse Hysterie ist so manchen schwer abzusprechen, die Bäume zu Götzen erheben. Doch, um mich nicht falsch zu verstehen: Ein jeder alte Baum ist ein Denkmal für sich. Wenn der Wald an einer Stelle durch Rodung lichter wird, finden etliche Pflanzen und Tiere einen idealen Platz. Eine davon ist die Echte Goldrute, die auch an Gräben und auf Moorplätzen gedeiht.

Ihre zugewanderten Artgenossen sind weit dreister in ihrem Auftritt. Doch dazu später. In der Familie der Korbblütler hat die Echte Goldrute ihre Zugehörigkeit. Ihre Wurzel treibt sie bis einen Meter tief in den Boden. Dort wächst sie meist ein wenig schräg und ist walzenförmig. Die Pflanze selbst kann entsprechend der Wurzeltiefe eine Höhe von einem Meter erreichen. Auf dem runden und markigen Stängel sitzen die wechselständig angeordneten Blätter. Die Blüten erscheinen in goldgelber Farbe und stehen in Rispen. Sie haben die Form von Körbchen mit sechs bis zwölf Zungenblüten. Der Geruch der Goldrute ist angenehm duftend, der Geschmack der nektarreichen Blüten leicht süßlich im Gegensatz zu den Blättern, die bitter und etwas scharf munden. Die Blütezeit dieses Heilkrautes erstreckt sich von Juli bis Oktober.

Gestatten Sie mir ganz kurz einen Blick nach Übersee: Dort sind die weit bekannteren Arten zu Hause. Zwei davon leben aber schon seit längerer Zeit als Neophyten auf dem europäischen Festland und sind hier sowohl in den Gärten als auch verwildert anzutreffen. Zu nennen ist an erster Stelle die Kanadische Goldrute *(Solidago canadensis)*. Sie wird bis zu 1 ½ Meter hoch und trägt unzählige kleine Blüten. Die Bienen schätzen sie als ertragreiche Weide. Dann gibt es noch die Riesengoldrute *(Solidago gigantea)*, die bis zu 2 ½ Meter hoch werden kann. Sie wird ebenso von den Bienen geschätzt und ist in ihrer ursprünglichen Heimat am nordamerikanischen Kontinent genauso wie ihre europäische »Cousine« wegen ihres Heilwertes hoch angesehen.

Die Niere und die Goldrute sind so etwas wie Kumpanen. Selbst in der modernen Medizin wird die positive Einwirkung auf die Nierentätigkeit durch die Goldrutendroge anerkannt. Die Inhaltsstoffe der Heilpflanze helfen unter anderem mit, dass Albuminurie (Auftreten von Eiweiß im Harn) abnimmt und der Harn dünner wird. Wer unter Nieren- und Blasensteinen leidet, kann ebenfalls getrost die Hilfe dieses wertvollen Krautes in Anspruch nehmen. Die Vorsteherdrüse profitiert in gleichem Maße von der Unterstützung durch die Goldrute.

Hier noch ein altbewährtes Rezept bei eiternden Wunden: Sie können sich ein Naturpflaster zur Verringerung der Entzündung herstellen. Dazu nehmen Sie getrocknetes Goldrutenkraut und pulverisieren es. Danach tauchen Sie ein Leinenfleckchen, das etwas größer als die Wunde ist, in kochendes Wasser. Hernach legen Sie dieses auf eine saubere Unterlage und zerstäuben durch ein feines Sieb einen Esslöffel des Pulvers darauf. Streichen Sie dann mit einem sauberen Messer die Masse flach, legen Sie das Pflaster auf die Wunde und binden Sie zum Schluss ein Tuch darüber. Wechseln Sie den Verband alle acht Stunden.
Noch einmal sei darauf verwiesen, dass bei allen Schritten zu dieser Behandlung auf Sauberkeit größter Wert zu legen ist. Alles andere wäre kontraproduktiv.

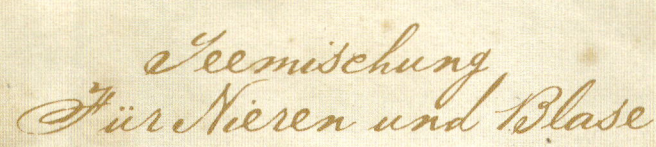

Teemischung »Für Nieren und Blase«

Dieser bewährte Tee von Kräuterpfarrer H.-J. Weidinger setzt sich wie folgt zusammen: 30 g Birkenblätter, 20 g Goldrute, je 10 g Bärentrauben-Blätter, Kamille und Lindenblüten sowie je 5 g Erdbeerblätter, Pfefferminze, Ringelblumen-Blüten und Zinnkraut.

Die Zubereitung erfolgt im sogenannten Heißaufguss, das heißt es werden 2 Teelöffel der Kräutermischung mit ¼ l kochendem Wasser übergossen, 15 Minuten zugedeckt ziehen gelassen, dann abgeseiht. Von diesem Tee trinkt man drei Wochen lang dreimal täglich schluckweise 1 Schale, pausiert anschließend eine Woche und wiederholt dies drei Wochen lang. Eine solche Kur zur Stärkung der Nieren- und Blasenfunktion kann man viermal im Jahr durchführen. Aber bitte bei vorhandenen Leiden immer einen Arzt konsultieren!

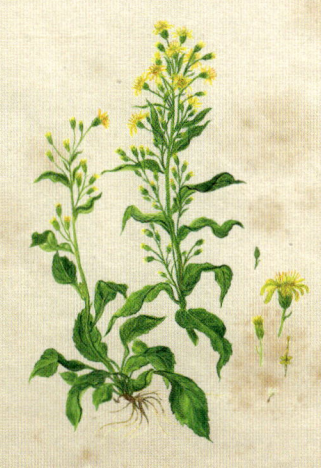

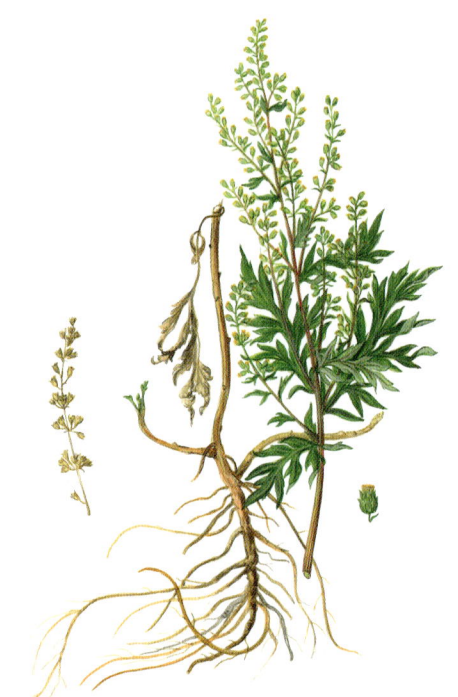

Artemisia vulgaris

DER ECHTE BEIFUSS
Bitter macht lustig und ist gesund

Das erste illustrierte Käuterbuch in deutscher Sprache hatte noch einen lateinischen Titel: »Hortus Sanitatis Germanice«. Es erschien 1485 bei einem gewissen Peter Schöffer in Mainz. Als allererste Pflanze wird in diesem umfangreichen Werk der Beifuß samt seinen Anwendungen beschrieben. Der Autor macht den Menschen, die zu Fuß große Strecken zu bewältigen hatten, Mut: »*Wer den bifuß by ym dreyt wan er wandert der wirt nit müde.*« Oder ein paar Sätze davor: »*Item byfuß genützet mit wyn macht wol harnen.*« Im ganzen Kapitel werden die antiken Kräuterkundigen zitiert von Galenus über Plinius bis Dioscurides. Es ist wirklich spannend zu lesen, welche nicht zuletzt magische Kraft dem Beifuß zugemessen wurde. Hier noch einmal der Originaltext: »*Item wer der byfuß wurtzeln uber die dore des huses leget oder hencket, dem huse mag nichts obels ader ungehurekeit zugefuget werden.*«

Der wissenschaftliche Name »Artemisia« bedeutet so viel wie Geburtshelferin und leitet sich der Überlieferung nach von der Göttin Artemis ab in Hinblick auf den Einsatz des Beifußkrautes bei Frauenkrankheiten. Hier haben wir es wiederum mit einem Vertreter aus der Familie der Korbblütler zu tun. Die Pflanze wächst zwischen 60 und 150 cm hoch. Die Stängel stehen auf-

recht und sind kaum behaart. Die fiederteiligen Blätter zeigen sich auf ihrer Oberseite grün und auf der Unterseite filzig grau gefärbt. Die Blütezeit des Beifußes erstreckt sich zwischen Juli und September.

Seit dem Neolithikum begünstigte der Mensch die Ausbreitung des Wilden Wermuts, wie er auch heißt, durch den Ackerbau. In freier Natur wächst der Beifuß zahlreich an Wegrändern und Zäunen, an Gebüschen und Hecken sowie an Uferböschungen und auf Schuttplätzen. Zu den Inhaltsstoffen der Droge zählen vor allem Bitterstoffe, Gerbstoffe und ätherische Öle. So wird das Kraut seit alters her gerne bei Verdauungsstörungen wegen seiner gallentreibenden Wirkung geschätzt und verwendet. Es hat sich aber auch schon bei Erbrechen, Durchfall und bei Rheuma sowie bei Schwächezuständen bewährt.

Trotz der vielen von den Regierungen verordneten Sparpakete wird wohl eines nicht so schnell abkommen: das viel bejammerte Übergewicht. Aber Jammern allein hat noch niemandem geholfen. Besser ist es, so manche vergessene Hilfe aus der Natur wieder zu entdecken und einzusetzen. Die Inhaltsstoffe des Wilden Wermuts aktivieren nämlich die Verdauungsdrüsen. Die Droge macht das Fett in vielen Speisen, vor allem Fleischgerichten, leichter verdaulich. Seine Wirkung auf die Leber kann kaum von einem anderen Gewürz erreicht werden. Gerichte vom Gänse- bis zum Schweinsbraten, Zwiebelsoßen oder ein kräftiges Schmalzbrot verlangen geradezu nach Beifußwürze, um »leichter« zu werden.

Wer den Beifuß ernten möchte, schneide zur Blütezeit die oberen Triebspitzen ab und hänge diese in Bündeln zusammengebunden an einem schattigen Ort zum Trocknen auf.
Im fernen China gibt es eine ganz besondere Anwendung des Beifußes. Hier wird das ganze getrocknete Kraut samt Wurzel verbrannt. Die daraus gewonnene Asche wird in der Folge als Schnupfpulver zur Reinigung der Nasengänge und als blutstillendes Mittel bei Nasenbluten verwendet. Überdies wird die Asche auch zum Anstauben von blutenden Wunden eingesetzt. Hier kommen das ätherische Öl, die Bitter- und Gerbstoffe zur Entfaltung.

Noch ein eindringlicher Appell zum Schluss: Schwangere Frauen sollen auf jeden Fall die Beifußdroge meiden!

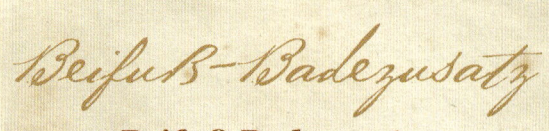

Beifuß-Badezusatz

Da dieses Heilkraut die Durchblutung fördert und durch seinen milden Bitterstoffgehalt äußerlich über die Haut wirksam wird, haben sich Beifußbäder zur Erleichterung von Gicht- und Rheumaschmerzen bestens bewährt. Diese Pflanze stärkt weiters die Zellen des Kleinhirns, regelt die motorische Kraft und beruhigt. Ein solches Bad wird daher auch Menschen, die an Epilepsie leiden, ein- bis zweimal in der Woche empfohlen. Die Badedauer sollte 15 Minuten betragen.

Und so bereitet man den Badezusatz vor: 150 g blühendes, frisches oder getrocknetes und zerkleinertes Beifußkraut wird mit 2 l kochendem Wasser übergossen und ½ Stunde lang ziehen gelassen. Danach seiht man den Tee ab und rührt ihn ins warme Badewasser.

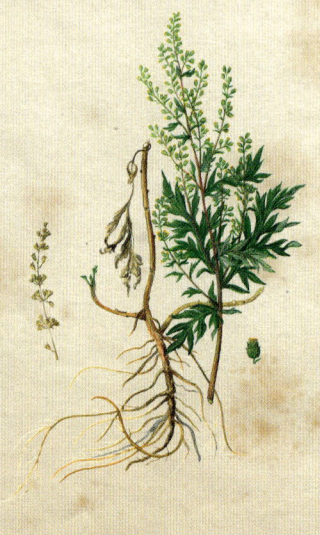

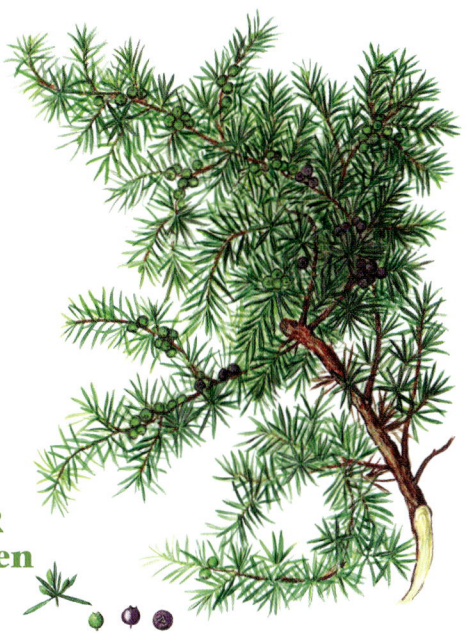

Juniperus communis

DER GEMEINE WACHOLDER
Eine Konifere, die ihre Zapfen in ein Beerenkleid hüllt

Ein Blick aus dem Küchenfenster meines Elternhauses genügt: Mächtig steht er da, und wenn ich mich zurückerinnere, war er schon immer da. Ich glaube mich zu entsinnen, dass meine Mutter mir erzählte, er sei schon vor dem Haus gestanden, als es Ende der 50er-Jahre des vorigen Jahrhunderts mit viel Fleiß aufgebaut wurde. Die Rede ist vom prächtigsten Exemplar eines Wacholderstrauches, das ich kenne. Neben dem Strauch stand im Winter meist auch das Futterhäuschen für die hungrigen Vögel. Ich tat nichts lieber, als diese zu beobachten und zu zählen. Der Sperber zog daher oft auf seiner Nahrungssuche seine Runden um unser Haus. War aber einer der kleinen Piepmätze in den Wacholder geflüchtet, hatte der flinke Greifvogel keine Chance mehr. Zu schützend sind da die nadelübersäten Äste des Kranewitts, wie dieser Strauch im Volksmund auch gern betitelt wird.

Die Gattung der Wacholder zählt zur großen Familie der Zypressengewächse (Cupressaceae). Der Gemeine Wacholder wächst meist als Strauch oder als kleiner Baum, erreicht eine Höhe von mehreren Metern und bildet eine ovale oder kegelförmige Krone aus. Die Blätter sind nadelförmig und äußerst spitz. Das merkt jeder, der mit dem Wacholder in Berührung kommt. Findet ein Strauch an seinem Standort ideale Lebensbedingungen vor, kann er mehrere

Hundert Jahre alt werden. Der Wacholder ist eine zweihäusige Pflanze; das heißt, es gibt entweder männliche oder weibliche Pflanzen. Ganz selten existiert er auch einhäusig. Die weiblichen Blüten sind eigentlich Zapfen mit je drei Schuppen. Der Reifeprozess eines Wacholderzapfens dauert zwei bis drei Jahre; im letzten Jahr färben sich die fleischigen und zusammengewachsenen Samenschuppen dunkelblau bis schwarz. Der Wacholder wächst auf Heiden, Geröllhalden, sonnigen Berghängen und in lichten Wäldern.

Sind Wacholderbeeren einmal reif, können diese auch geerntet werden. Dazu breitet man Tücher auf dem Boden aus und klopft die reifen Beeren von den Ästen ab. Dann werden die mit den Beerenzäpfchen heruntergefallenen Zweigteile und Nadeln sorgfältig entfernt und die Früchte an einem luftigen Ort getrocknet. Der beste Erntemonat ist der Oktober.

Aus den Wacholderfrüchten wird mithilfe einer Dampfdestillation ein ätherisches Öl gewonnen, das eine positive Wirkung auf unsere psychische Konstitution hat. Stellen Sie in einer Duftschale ein wenig Wacholderöl in Ihr Schlafzimmer. Folgende Punkte zählte einst Hermann-Josef Weidinger auf, als er die Wirkung dieser duftenden Substanz beschrieb:
1. Wacholderöl gibt innere Stärke und Zuversicht. 2. Es dient uns besonders an jenen Tagen, an denen man am liebsten alles hinwerfen möchte. 3. Es hilft uns, Emotionen loszulassen, die uns abhängig machen und versklaven. 4. Das Gefühlsleben verliert seine krankhafte Dominanz und gliedert sich wieder als Teilaspekt in den gesamten Seelenhaushalt ein. 5. Wacholderöl reinigt die Gefühlswelt und lässt uns mutig und ruhig durchs Leben gehen.

Wacholderbeeren sind stark harntreibend, sie regen den Appetit an, fördern die Verdauung und reinigen das Blut. Der Gesamtorganismus wird durch die Begegnung mit den Wirkstoffen des Wacholders belebt und entschlackt. Gerade bei Gelenkserkrankungen ist dieser Aspekt nicht gering zu schätzen. Wie bei jeder Anwendung einer Heildroge gilt auch hier die Achtung auf das richtige Maß. Nehmen Sie die Beeren nicht in großen Mengen zu sich, da dies die Nieren reizen kann. Auch Schwangere sollten sie meiden.
Wer einen Garten anlegt, dem sei hier der Wacholder als Zier- und Vogelgehölz wärmstens empfohlen. Ihm sollte der Vorzug vor allen fremdländischen Zypressengewächsen gegeben werden, nicht zuletzt unseren gefiederten Lebensgefährten zuliebe.

Wacholderbeeren-Sirup

120 g Wacholderbeeren in ¾ l Wasser weich kochen, zerdrücken, nochmals kochen und auspressen. 500 g Rohzucker zum Saft geben, bis zur Sirupdicke unter ständigem Umrühren einkochen. Sofort in Gläser füllen und verschließen. Nach dem Erkalten dunkel lagern. Bei Lungenschwäche soll man drei Wochen lang 1 Teelöffel voll von diesem Sirup einnehmen, eine Woche aussetzen und wiederholen.

Noch ein Tipp: Einige Zeit hindurch täglich 3 Stück der blauschwarzen, bitterlich süß, würzig und harzig schmeckenden Wacholderbeeren gekaut, wirken wie kleine »Wunderbeeren«. Sie verjüngen von innen her, indem sie den Stoffwechsel beleben, unsere Leistungsfähigkeit steigern und eine bessere Reaktionsfähigkeit des Gesamtorganismus hervorrufen.

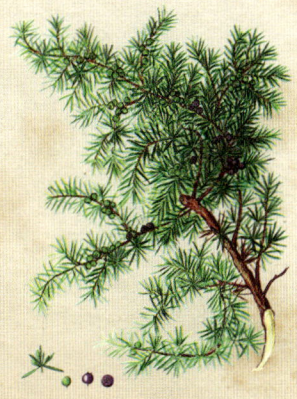

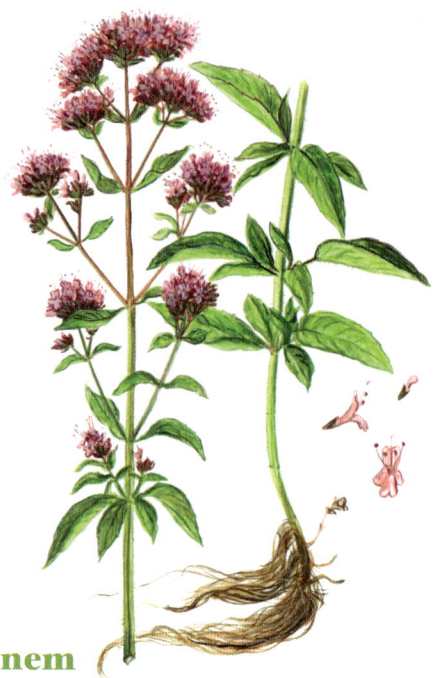

Origanum vulgare

DER ECHTE DOST
Gewürz und Heilkraut in einem

Kräuterwanderung ist wieder einmal angesagt. Sommer für Sommer kommen viele Interessierte zu den Kräuterseminaren nach Karlstein an der Thaya, um an der ehemaligen Wirkungsstätte Hermann-Josef Weidingers die heilenden Schätze pflanzlicher Natur zu studieren und daheim zu nutzen. Dort, wo der Waldweg zur Thaya hinunterbiegt und sich zu den Wiesen hin öffnet, steht ein nicht alltäglich zu findendes Heilkraut am Rand unserer Route zur Erkundung der Pflanzenwelt. Allein die Nase verrät schon, dass es blüht und erntebereit dasteht. Der Dost, auch Wilder Majoran oder Oregano genannt, verbreitet sein Aroma rund um seinen Standort. Vielleicht kommt da manchen spontan der Gedanke an eine gut gewürzte Pizza, wobei jene durchaus nicht falsch liegen. Zum gesunden Lebensstil gehört es unbedingt dazu, im ausgewogenen Maße genießen zu können. Und wenn ich, durch meine eigenen Worte angeregt, an einen gemütlichen Abend mit Freunden in einer Pizzeria samt gutem Glas Wein denke, läuft mir allein schon beim Schreiben dieser Zeilen das Wasser im Mund zusammen.

Der Echte Dost ist ein Lippenblütler. Die mehrjährige Pflanze wird bis zu 70 cm hoch. Von ihrem herb-aromatischen Duft war schon die Rede. Aus dem Wurzelstock wächst der aufrechte Stängel, der sich gabelig verzweigt. Er ist vierkantig, rötlich braun gefärbt und leicht behaart. An den Spitzen der Zweige finden sich die rosafarbenen – selten weißen – Blüten, die büschelförmig in Scheinähren zusammenstehen. Zerreibt man die Blätter, so verbreitet sich der angenehme aromatische Duft, der fast dem des Echten Majorans gleicht. Letzterer kommt aber in unseren Breiten nicht wild vor. Die Blütezeit des Dostes erstreckt sich zwischen Juni und September, die Samenreife erfolgt meist Ende September. Der Echte Dost wächst an trockenen und sonnigen Standorten wie z. B. lichten Wäldern, Schlägen oder Waldrändern. Er kommt auch auf Heiden und mageren Wiesen vor.

Die Heildroge Dost wirkt stoffwechselanregend, blähungstreibend und krampflösend, entwässernd und antiseptisch, schleimlösend und appetitanregend. So wird er nicht nur für den Verdauungsapparat eingesetzt, sondern ebenfalls zur Bekämpfung von Husten und Keuchhusten. Was für den Menschen gut ist, erweist sich für unsere Haustiere gerade als recht. Das getrocknete Dostkraut kann unter das Futter gemischt werden, um dem Vieh Erleichterung bei Durchfall oder auch bei Magen- und Darmkrankheiten zu verschaffen. Dostabsud dient des Weiteren als gutes Desinfektionsmittel bei Rachenproblemen.

Im Mittelalter war die Verwendung von Heilkräutern manchmal eine Gratwanderung zwischen Medizin und Aberglauben. So weihte man in der Kirche die Büschel des Dosts, um damit Hexen und böse Geister zu vertreiben. Man meinte, wenn Mensch oder Tier das Kraut des Wilden Majorans beim Essen oder beim Füttern in sich aufnehmen, dann könnte ihnen niemand etwas Böses anhaben. Der Dost wurde auch zur Abwehr des »bösen Blicks« verwendet. Dieser Heilpflanze hat man seit jeher in gleichem Maße eine gute Aura zugesprochen, die so manchen verzagten Zeitgenossen wieder »wohlgemut« sein ließ.

Muskel- und Rheumaschmerzen rufen die Sehnsucht nach Linderung herbei. Da können sich die Leidgeplagten mit einem Bad helfen, in das man einen Dostabsud hinzufügt, den man aus 100 g getrocknetem Dostkraut und 3 Liter kochendem Wasser herstellt. Dann eine Viertelstunde darin baden, um die Wirkstoffe des Krautes über die Haut einziehen zu lassen. Gerade bei »Grippewetter« sollte man sich eben diese Anwendung ruhig gönnen. Es ist sicher nicht verboten, angeregt durch den Duft, beim Baden von einer guten Pizza zu träumen!

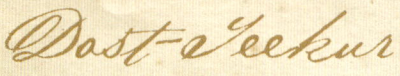

Dost-Teekur

Der Wilde Majoran, Dost oder Oregano hat eine erwärmende, anregende Wirkung, die vor allem den Cholesterinspiegel beachtlich senkt. Dort, wo also zu viele Fettanteile im Blut sind, trinke man Dosttee. Sechs Wochen lang nimmt man dreimal täglich eine Schale dieses aromatischen Tees vor den Mahlzeiten ziemlich warm und schluckweise zu sich.

Und so wird das Getränk zubereitet: 2 Teelöffel voll blühendes, getrocknetes und zerkleinertes Dostkraut mit ¼ l kochendem Wasser übergießen, 15 Minuten ziehen lassen bevor man abseiht.

Dieser Tee heilt aber ebenso Entzündungen in den Nasennebenhöhlen sowie auch Nasenpolypen aus. Man soll bei jenen Leiden Dosttee trinken und ihn aufschnupfen. Zusätzlich kann man einen Dost-Ölauszug (das Kraut acht Tage lang 1:10 mit einem kalt gepressten Pflanzenöl ansetzen, dann abseihen) in die Nasenlöcher träufeln.

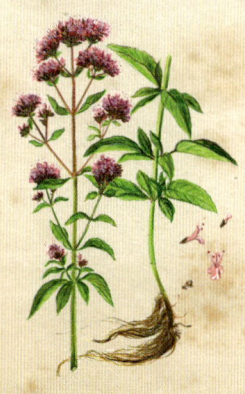

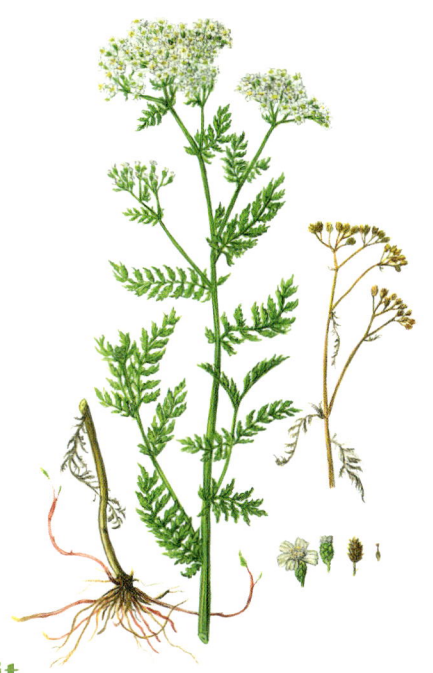

Achillea millefolium

DIE GEMEINE SCHAFGARBE
Hilft gegen Frühjahrsmüdigkeit

Zu Hause in unserer Speisekammer gab es immer ein paar Blechdosen mit den verschiedensten getrockneten Heilkräutern aus der Natur. Liebevoll gesammelt, sollten sie den Medikamentenkasten hinter der Küchentür ein wenig aufbessern. Ich kann mich noch gut an den herben Duft der Schafgarben erinnern, auf die meine Mutter große Stücke hielt. Und nicht zu Unrecht. Diese Heilpflanze zählte daher zu den ersten Kräutern, die ich schon als Kind kannte. Wenn mir auch vieles unbekannt war, was da am Wegrand oder auf der Wiese stand, den Löwenzahn und die Schafgarbe erkannte ich sofort. Der römische Gelehrte Plinius der Ältere hat viel über die wunderbaren Zusammenhänge in der Natur nachgedacht. Er verweist auf die griechische Mythologie, wo vor allem Achilles die heilsame Kraft der Schafgarbe empfohlen bekam bzw. angewandt hat. Von daher erklärt sich auch ihr wissenschaftlicher Name.

Die Gemeine Schafgarbe zählt zur Familie der Korbblütler. Sie ist eine ausdauernde Pflanze, deren Wurzeln flach unter der Erdoberfläche wachsen. An guten Plätzen kann das Kraut eine Höhe bis zu 70 cm erreichen. Die Stängel der Schafgarbe sind aufrecht und an deren Enden stehen die kleinen Blütenköpfe in doldenartigen Blütenständen. Sie setzen sich aus weißen bis leicht rosa gefärbten Zungenblüten und gelblich weißen Scheibenblüten zu-

sammen. Die grundständigen Blätter sind meist länglich und langgestielt und die wechselständigen Stängelblätter sind ungestielt und fein gefiedert mit spitzen Zipfeln. Blüten und Blätter haben einen bitter-herben Geschmack. Dieser populäre Korbblütler liebt Wiesen, Waldränder und Wege.

Der »chemische Kasten« der Schafgarbe ist reich bestückt. Darin finden sich als heilvolle Wirkstoffe ätherisches Öl mit dem blauen Chamazulen, der Bitterstoff Achillein, Gerbstoffe, Cholin und Furocumarin. Wer diese reiche Stoffpalette durch einen Aufguss aus dem Heilkraut löst und sie dem Körper auf diese Weise zugänglich macht, kann mit der Unterstützung der Schafgarbe bei Appetitlosigkeit, Magen- und Darmkatarrh, bei Gallenerkrankungen und bei Nierenträgheit rechnen. Die Frauen dürfen gerne diese Heildroge verwenden, wenn die Gebärmutter entzündet ist oder Menstruationskrämpfe die Tage beschwerlich machen.

Der Frühling bietet sich jedes Jahr neu an, um in dieser Zeit die Küche mit frischen Kräutern zu bestücken. Es darf da durchaus auch die Schafgarbe dabei sein. Die jungen Triebe der Schafgarbe eignen sich bestens, gemischt mit anderen Kräutern, zu einer Frühjahrskur. Es ist aber darauf zu achten, dass nur die ganz jungen Blätter Verwendung finden, da das Kraut, je älter es ist, umso bitterer schmeckt. Es empfiehlt sich generell, wenn man Schafgarbe in der Küche verwendet, diese mit anderen Kräutern zu mischen. Am besten eignen sich dazu Spitzwegerich und Sauerampfer. Als Gewürz kann man die jungen Schafgarbenblätter an Soßen und in Suppen geben, wie sehr der herbe Geschmack auch Käseaufstriche geschmacklich bereichern kann. Es soll nicht darauf vergessen werden, dass die Verwendung der Schafzunge, wie diese Pflanze auch genannt wird, für die Vitaminzufuhr in den Körper sorgt.

Gerade nach langen Wintern gelingt es unserem Organismus oft schwer, wieder neu durchzustarten. Die Verwendung der Schafgarbe verbessert unsere Blutzirkulation und bringt den Kreislauf auf Touren. Durch den hohen Gehalt an Kalium in der Heildroge erhalten die Nieren zusätzlich einen wirksamen Anstoß, um ihre Arbeit gut und verlässlich zu verrichten. Der Körper führt genauso wie wir selber einen Frühjahrsputz durch, der uns guttut. Wir brauchen dazu kein Reinigungsmittel teuer zu erstehen; es genügt, einen Schritt vor die Tür zu tun und die Gaben des Schöpfers in Empfang zu nehmen.

Schafgarben-Tinktur

Schöne Blüten und zerkleinerte Blätter der Schafgarbe locker in ein weißes Glasgefäß füllen, mit gutem Obstler oder 60-%igem Ansatzalkohol übergießen und gut verschlossen 14 Tage ins sonnige Fenster stellen. Danach abseihen und den Pflanzenauszug mit der gleichen Menge abgekochtem, abgekühltem (oder destilliertem) Wasser verdünnen. In braune Fläschchen füllen, noch acht Tage in einem kühlen Raum ruhen lassen, dann ist die Schafgarben-Tinktur gebrauchsfertig.

Davon drei Wochen lang ein- bis dreimal täglich einen Esslöffel voll geschluckt, eventuell mit etwas Wasser verdünnt, wirkt stoffwechselfördernd, blutreinigend und Abwehrkräfte stärkend.

Man kann auch einen Guss dieser Tinktur zum Badewasser geben. Ein solches Bad 15 Minuten lang genommen, zeigt allgemein kräftigende und entzündungshemmende Eigenschaften. Es hilft weiters bei Akne, Hautjucken, Nervenleiden, bei Frostbeulen und Hämorriden. Frauen dient es zur unterstützenden Behandlung von gynäkologischen Erkrankungen. Schwächliche Kinder soll man zweimal wöchentlich ein Schafgarben-Bad nehmen lassen, es wirkt stärkend. Auch Burschen und Mädchen in der Pubertät ist dieses Bad sehr zu empfehlen.

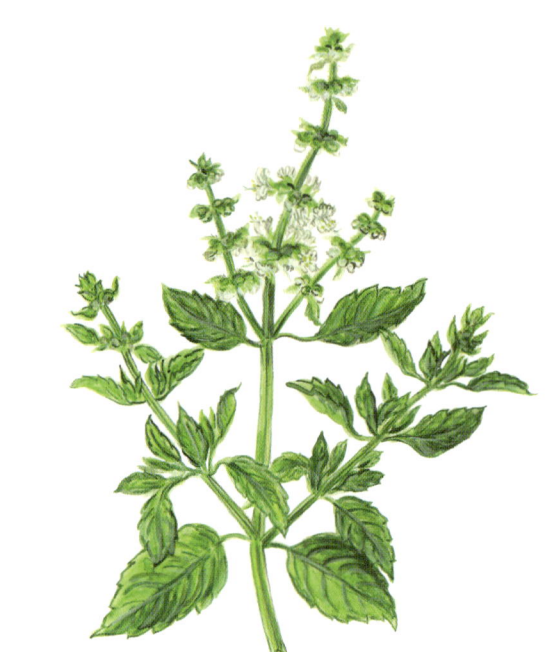

Ocimum basilicum

DAS BASILIKUM
Alternativer Schnupftabak bei verlegter Nase

Im Vaterunser-Gebet wird eine besondere Bitte ausgesprochen: Dein Reich komme. Im griechischen Urtext ist von der Basileia – vom Königtum – die Rede. Basileios bedeutet königlich. So hat man z. B. Kränze aus diesem Kraut bei archäologischen Untersuchungen in den Pyramiden Ägyptens gefunden. Nach Mitteleuropa gelangte es erst ab dem 12. Jahrhundert und war aber ab dieser Zeit als Heil-, Gewürz- und Zierkraut bald verbreitet. Heute gilt es als Lieblingskraut vieler Südländer. Es hat ein angenehmes, streng-würziges, frisches Aroma. Geruch und Geschmack werden durch das Trocknen der Blätter milder.

Das Basilikum gehört mit seiner gleichnamigen Gattung Basilikum (Ocimum) der Familie der Lippenblütler an. In unseren Breiten kommt es nur als Gartenpflanze vor und wird durch Samen vermehrt. Die einjährige Pflanze wird durchschnittlich 50 cm hoch. Hat sie an ihrem Standort genügend Platz, verzweigt sie sich oft und entwickelt dann viele Blätter. Die gegenständigen Blätter sind gestielt und oval bis oval-lanzettlich geformt, ihre Oberfläche ist glatt und glänzend. Die weiß bis rosa gefärbten Blüten sind traubenförmig angeordnet. Die Samen reifen in unseren Breiten aufgrund der späten Blütezeit kaum aus. Der Geruch des Basilikums ist intensiv würzig, sein Geschmack leicht pfeffrig.

Das Königskraut, wie das Basilikum unter anderem auch genannt wird, beginnt ab Anfang Juli oder bei warmer Witterung auch schon Ende Juni zu blühen. Zur Ernte stehen bei diesem Heil- und Gewürzkraut aber vor allem die Blätter an, die bereits vor dem Aufblühen der Pflanze erfolgen sollte. Bei einem feldmäßigen Anbau kann das Kraut bei günstigen Bedingungen zweimal geerntet werden. Im Basilikum können folgende Wirkstoffe geortet werden: ätherisches Öl, das Kampfer enthält, Cineol, Gerbstoffe, ein Glykosid und saures Saponin.

Wer sich den Duft des Basilikums länger in seine Nähe holen möchte, kann die Pflanzen auch im Blumentopf ziehen und auf der Fensterbank wachsen lassen. Wichtig ist hierbei eine gute Erdmischung zu verwenden gemäß den Bedürfnissen des Heilkrautes. Für den Garten gibt es das Basilikum ebenso mit dunkelroten Blättern. Wer den wärmeliebenden Gewürzgast in seinem Garten anbaut, der achte darauf, dass er kein Brunnenwasser zum Gießen verwendet. Das Basilikum gedeiht am besten, wenn es mit eher abgestandenem Nass gegossen wird.

Alle, die Basilikum zur Verbesserung der Gesundheit ganz bewusst heranziehen möchten, tun dies bei Appetitlosigkeit, nervöser Unruhe und bei Schlafstörungen. Diese Heildroge hat auch eine krampflösende Eigenschaft und hilft dem Körper bei Blähungen und bei Stuhlverstopfung. Ein Tee im Heißaufguss aus getrocknetem Basilikumkraut zubereitet macht dem Organismus die heilende Wirkung der Pflanze am besten zugänglich. Man kann diesen Tee auch äußerlich anwenden, wie zum Beispiel als Gurgeltee bei Halsentzündungen oder als Umschlag bei eiternden Wunden. Der Brauch des Schnupfens erfährt nicht nur in Bayern mancherorts wieder eine Renaissance. Auch ich kenne junge Menschen, die sich auf diese Weise einen Genuss verschaffen. Wahrscheinlich ist aber nur wenigen ein altes Hausmittel bei verstopfter Nase und lästigem Schnupfen bekannt. Nehmen Sie dazu getrocknete Basilikumblätter und zerreiben Sie diese ganz fein. Ziehen Sie dann jene Substanz bei Bedarf in Ihre Nase auf, und Sie werden dabei Erleichterung erfahren. Probieren geht in diesem Fall sicher über Studieren!
Wer Basilikum in seinem Garten stehen hat, dem sei seitens der Bienenvölker in seiner Umgebung herzlich gedankt. Sie schätzen die Blüten als gute Weide. Der Tee aus Basilikum bereitet, erweist sich übrigens mit Honig gesüßt als vorzügliche Bienentränke.

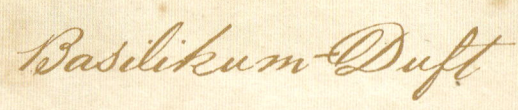

Basilikum-Duft

Bei geistiger Abgespanntheit und Erschöpfung erschließt das Aroma von Basilikum ungeahnte Kraftquellen und lässt unser Selbstvertrauen wachsen. Man kann das Kräutlein einfach in einem Blumentopf aufs Fensterbrett stellen, so verströmt es seinen Duft und vertreibt gleichzeitig die Fliegen. Außerdem hat man dieses wertvolle frische Kraut stets zum Würzen für die Küche griffbereit. Das öftere Riechen am Basilikum hebt unser Wohlbefinden, motiviert Seele und Geist. Die Nerven werden gestärkt, Angstgefühle und Schlaflosigkeit genommen.

Stillende Mütter sollen zweimal die Woche 1 Schale Basilikumtee schluckweise trinken. Sie werden auf diese Weise eine innere Ruhe erlangen, die sich auch auf den Säugling überträgt.

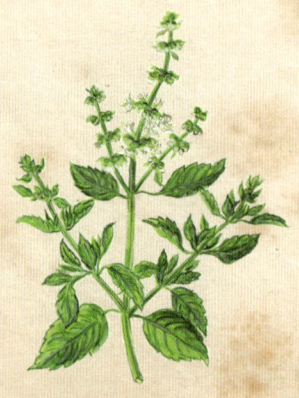

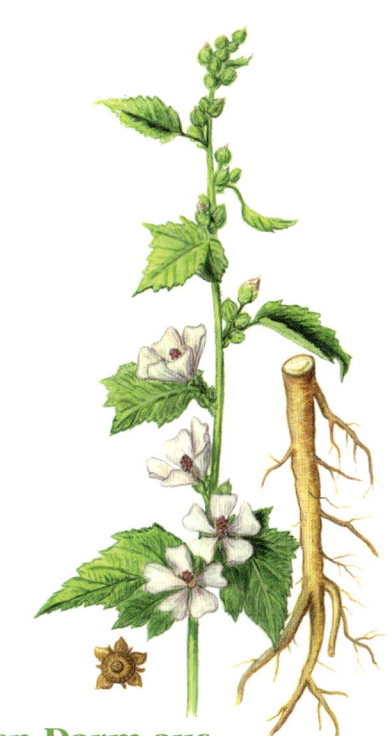

Althaea officinalis

DER ECHTE EIBISCH
Tapeziert den Magen und den Darm aus

In unserer alten Stiftsbibliothek findet sich das berühmte Kräuterbuch von Adam Lonitzer, das ursprünglich im 16. Jahrhundert veröffentlicht wurde. Ein gewisser Peter Uffenbach hat es überarbeitet und dieses Werk wurde 1630 mitten im Dreißigjährigen Krieg in Frankfurt erneut verlegt und gedruckt. In diesem Band bin ich auch fündig geworden, als ich nach dem Eibisch suchte. Dort wird die Heilpflanze als »Ibisch« bezeichnet. Weitere Namen sind in dem historischen Buch für den Eibisch angegeben: »Ibischwurz« und »Hülffwurz«. Lonitzer kennt auch schon die Verwendung des Malvengewächses bei Erkältungskrankheiten und beschreibt dafür zwei Anwendungen: »*Ibischwurzel und Leinsamen gesotten, und als ein Pflaster ubern Hals gelegt, erweychet die Geschwer in der Keelen. Ibischsame nimbt hin den Husten, der sich von Hiz erhaben, macht fast auswerffen, davon ein Tranck gemacht mit Isop und Liquiritz (= Süßholz), in Wasser und Wein gesotten.*«

Wie schon erwähnt, zählt der Echte Eibisch oder Arznei-Eibisch zur Familie der Malvengewächse (Malvaceae). Er ist eine aufrechte, mehrjährige Pflanze und hat kräftige Stängel, die filzig behaart sind. In den Blattachseln stehen zahlreiche, mittelgroße fünfblättrige Blüten in rosa bis weißer Farbe. Der

Wurzelstock ist groß, gelblich gefärbt und mit einer langen Pfahlwurzel bestückt. Die Heilpflanze kann eine Höhe von 1 ½ Meter erreichen. Die Blätter und Blüten sind geruchlos, die Wurzel hat einen eigenen, nicht aufdringlichen Duft. In Mitteleuropa kommt der Eibisch eher nur in Gärten vor, seine ursprüngliche Heimat liegt in Südeuropa und Westasien.

Als Wirkstoffe finden sich in der Pflanze vor allem Schleimstoffe (in der Wurzel kommen 7 bis 20 Prozent davon vor), in den Blättern und Blüten ätherisches Öl. Die Wurzel ist äußerst stärkehaltig. In der Heilwirkung lässt sich das Hilfskraut als beruhigend, reizlindernd, hustenlösend und entzündungshemmend beschreiben. Eibischwurzeln werden im Oktober oder November aus dem Erdreich gegraben, gereinigt und gut getrocknet. Dauert der Trocknungsvorgang zu lang, besteht die Gefahr, dass sich Pilze ansiedeln. Ist die Droge minderwertig, merken Sie es daran, dass diese einen muffigen Geruch hat und Flecken aufweist. Die Blüten und Blätter sammelt man bereits in den Monaten Juli bis August.

Das Heilkraut Eibisch wird gerne in Hausgärten gepflanzt. Das Kraut hat einen sehr hohen Nährstoffbedarf. Daraus folgt, dass der Eibischstock alle paar Jahre umgesetzt werden soll. Das neue, für den Eibisch vorgesehene Plätzchen sollte im Herbst umgegraben und gedüngt werden. Bevor die Wachstumsphase einsetzt, kommt dann die Pflanze auf ihren neuen Standort.

Die Zubereitung des Eibischtees geschieht nicht im herkömmlichen Verfahren. Mehr dazu finden Sie anschließend. Aus der Eibischwurzel lässt sich jedoch auch ein Sirup herstellen, den man bei Husten, Heiserkeit und Brustschmerzen anwenden kann. Nehmen Sie hierfür 1 Teil zerkleinerte Wurzeln und setzen Sie diese mit 20 Teilen Wasser an. Lassen Sie das Ganze bei Zimmertemperatur über Nacht stehen. Kochen Sie dann tags darauf die Mischung mit 30 Teilen Zucker zu einem dicken Sirup. Diese Substanz in dunkle Flaschen füllen, nach dem Auskühlen dunkel und kühl lagern. Bei Bedarf können Sie diesen Sirup Kindern auch löffelweise verabreichen. Für den Magen- und Darmbereich erweist sich der hohe Schleimgehalt der Eibischpflanze als äußerst wertvoll. Die Wände des Verdauungstraktes reagieren sehr positiv auf das Einbringen der Eibischsubstanzen, das sich mit der Klebemasse beim Tapezieren vergleichen lässt.

Eibischtee richtig zubereitet

Eibischwurzel darf nie gekocht werden, denn sie enthält sehr viel Stärke, die bei Kontakt mit heißem Wasser oder beim Kochen verkleistert! Der Tee benötigt daher eine spezielle Zubereitung, damit die wertvollen Inhaltsstoffe dieses Malvengewächses richtig zur Entfaltung kommen: 2 Teelöffel voll getrocknete und zerkleinerte Eibischwurzeln werden mit ¼ l kaltem Wasser übergossen und unter gelegentlichem Umrühren eine Stunde ziehen gelassen. Dann gründlich aufrühren und diesen Kaltansatz durch einen Filter seihen. Das Getränk erst jetzt auf Trinktemperatur erwärmen! Mit Honig gesüßt und etwas Zitronensaft beigefügt, wirkt Eibischtee als hustenstillendes Mittel vor allem bei Kindern großartig. Ungesüßt sollte man den Tee hingegen bei Magengeschwüren und Darmstörungen trinken. Hier erweisen sich die Schleimstoffe des Tees wohltuend lindernd.

Kräuterpfarrer Weidinger hielt eine Mischung von Wurzeln, Blättern und Blüten (etwa zu gleichen Teilen) für den Tee am wirkungsvollsten. 2 Teelöffel mit ¼ l Wasser acht Stunden kalt ansetzen, dann leicht anwärmen und abseihen.

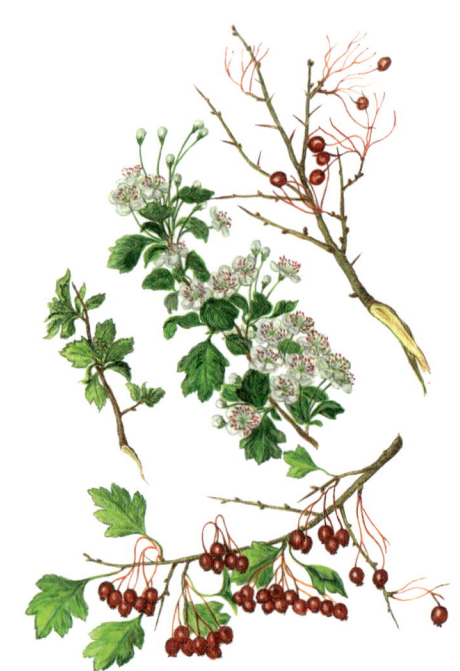

Crataegus

DER WEISSDORN
Stärkt den Rhythmus des Herzens

Nichts darf mehr beachtet werden als unser Herz. Der heilige Augustinus hält ein brennendes Herz als Attribut in der Hand, an dem man den großen Gelehrten der Kirche erkennt. Er verweist damit auf zwei Dinge, die unser Herz am meisten zu spüren bekommt: Unruhe und Ruhe. Unser physisches Herz befindet sich oft in einem Ausnahmezustand, ohne dass wir dafür sensibel sind. Für die Medizin ist das Herz das Sorgenkind Nummer eins. Die Ursachen dafür sind zahlreich. Dazu zählen Rauchen, Bewegungsmangel, übermäßiges und fettes Essen, Gehetztwerden, Hektik, Stress, Erwartungsdruck und vieles andere mehr. Dabei vergessen wir, dass Glück und Last im Leben nicht alleine von uns selbst abhängen. Manche bürden sich selbst Lasten und Sorgen auf, die gar nicht nötig wären. So sehnen sich viele nach Freiheit. Doch auch hier kann man noch in die Irre gehen. An nichts und niemanden gebunden zu sein, bedeutet nicht gleichzeitig das wahre Leben. »Ich will frei sein!«, sprach ein Blatt und löste sich vom Baum. Aber sogleich wurde es ein Opfer der Elemente. Es kam der Wind und trieb es vor sich her. Es kam die Hitze und dörrte es aus. Und es starb unfreier, als es in seiner Verbindung mit dem Baum je gelebt hatte.

Die Weißdornarten zählen zur Gattung der Kernobstgewächse innerhalb der großen Familie der Rosengewächse (Rosaceae). In Mitteleuropa kom-

men neben anderen Arten vor allem der Eingriffelige Weißdorn (Crataegus monogyna) und der Zweigriffelige Weißdorn (Crataegus laevigata) vor. Die verschiedenen Arten neigen aber manchmal dazu, zu bastardieren, was eine eindeutige Bestimmung schwierig macht. Der Weißdorn wächst als mittelgroßer Strauch oder als kleiner Baum. Die weißen Blüten stehen in aufrechten Doldenrispen. Die spitzen Dornen, mit denen die Zweige ausgestattet sind, geben zusammen mit den hellen Blüten, die zwischen Mai und Juni sichtbar werden, der Pflanze den Namen. Die Blätter des Heilstrauches sind oberseits dunkelgrün, auf der Unterseite heller bis bläulich grün, kurzgestielt und an der Vorderseite meist dreigelappt. Die Früchte färben sich erst bei voller Reife rot.

Zu den Inhaltsstoffen des Weißdorns zählen Glykoside, Crataegussäure, ätherisches Öl, Flavonoide und Saponine. Die Heilwirkung dieser pflanzlichen Wegrand-Erscheinung – womit ein beliebter Standort des Weißdorns gemeint ist – wendet sich vor allem dem Herzen und dem Kreislauf zu. Der Hagedorn, wie er auch genannt wird, ist ein Kräftigungsmittel, vor allem für ältere Menschen, da die Pflanze die Durchblutung der Herzkranzgefäße fördert und das nervöse Herz beruhigt. Bei Herzstechen, krampfartigen Schmerzen in der Herzgegend und bei Atemnot hat sich Weißdorn ebenfalls bewährt. In allen diesen Fällen ist es aber unbedingt notwendig, mit einem Arzt über diese Symptome zu sprechen und seinen Weisungen zu folgen. Gerade in der Nachbehandlung eines Herzinfarktes bietet sich die Weißdorndroge als geeignete Hilfe an. Die günstige Wirkung auf die Herzmuskelzellen durch den Weißdorn genießt eine hohe Akzeptanz in der Medizin.

Hier möchte ich ganz bewusst einen Appell an alle richten, die darangehen, ihren eigenen Garten anzulegen. Bitte nehmen Sie in Ihre Planung unbedingt auch einen Weißdornstrauch mit hinein. Er dient der Natur um Ihr Haus herum auf eine äußerst effiziente Weise. Der Weißdorn wird in seiner Blütezeit emsig von Insekten besucht. Den Singvögeln bietet der dornige Strauch einen sicheren Rückzugs- und Ruheplatz. Gerne wird das dornige Geäst des Hagedorns als Nistplatz von so mancher seltenen ornithologischen Art ausgewählt. Wer den Weißdorn im Garten wachsen lässt, setzt einen konkreten Schritt zur Erhaltung des Gleichgewichts der Natur in seiner unmittelbaren Umgebung.

Weißdorn-Wein

Zur Kräftigung der Herzmuskulatur ebenso wie zur Förderung der Durchblutung der Herzkranzgefäße oder zur Regulierung des Blutdruckes und zur Behebung von Zirkulationsstörungen empfiehlt es sich, längere Zeit hindurch täglich nach dem Aufstehen 1 Esslöffel voll Weißdorn-Wein einzunehmen. Wer nicht die Möglichkeit der Selbstherstellung hat, der kann sich auch eine fertige Weißdorn-Tinktur oder einen Saft aus der Apotheke besorgen.

Zubereitung des Weinauszuges: 8 gehäufte Esslöffel reife, frische oder getrocknete Weißdorn-Früchte mit dem Nudelwalker zerquetschen oder im Mörser zerstoßen und mit 1 l naturbelassenem Weißwein, nach Möglichkeit der Sorte Rheinriesling, acht Tage lang ansetzen. Aufs Fensterbrett stellen und täglich einmal durchschütteln. Zuletzt abseihen, den Rückstand auspressen, die gesamte Flüssigkeit filtrieren, in kleinere Flaschen füllen, gut verschließen. Den kühl und dunkel aufbewahrten Weißdorn-Wein nun regelmäßig anwenden. Weißdorn ist das beste Stärkungsmittel für das Altersherz.

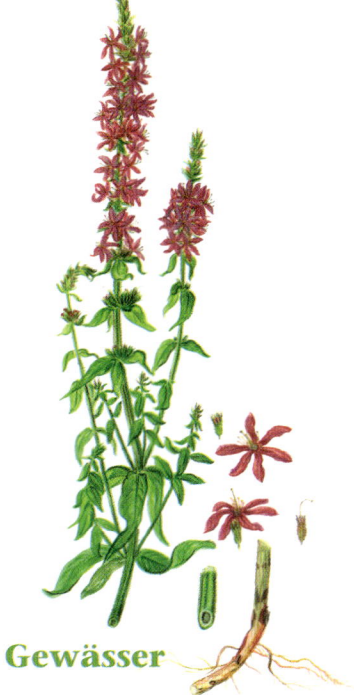

Lythrum salicaria

DER BLUTWEIDERICH
Ein lebender Meilenstein unserer Gewässer

Lange schon nehme ich mir vor, die fließenden Gewässer meiner Heimat von der Quelle bis zur Mündung hin mit einer Wanderung abzuschreiten. Der Geist ist dafür offen und willig, doch das Fleisch anscheinend zu schwach und der Terminkalender zu voll, um diesem Unterfangen auch zu seiner Umsetzung zu verhelfen. Ganz konkret handelt es sich um den Fluss Thaya, der in vielen Mäandern das steinerne Massiv des nördlichen Waldviertels und des angrenzenden Mährens durchschneidet. Genauso aber hat sich der Thumeritzbach in meine Erinnerung eingegraben, der unweit meines Elternhauses in Drosendorf die Thaya mit seinem Wasser verstärkt. Rund um die natürlich erhaltenen Flussbette wachsen auch dementsprechend wasserliebende Pflanzen und bilden so florale Meilensteine entlang der bewachsenen Gerinne. Einen äußerst farbigen Akzent setzt darunter eine Blume, die sich mit spitzer Pfahlwurzel in den Boden verankert.

Die Rede ist vom Blutweiderich, einem Mitglied aus der Familie der Weiderichgewächse (Lythraceae). Der Name Lythrum leitet sich vom griechischen lytron ab und bedeutet so viel wie blutüberströmt. Die Wurzeln des Blutweiderichs sind ausdauernd und bohren sich tief in die Erde ein. Am vier- bis sechskantigen Stängel sitzen die gegenständigen Blätter, die in ihrer Form jenen der Weide ähneln. In langen Ähren stehen die purpur- bis hellroten Blüten. Die Höhe der Pflanze kann zwischen 50 und 200 cm betragen. Ihr Geruch ist nur schwach wahrnehmbar, aber nicht unangenehm. Der Blutweiderich kommt in den gemäßigten Zonen der nördlichen Hemisphäre vor.

Die Blüten des Katzenwedels, wie einer seiner volkstümlichen Namen lautet, stellen ein natürliches Färbemittel dar. Die Sammelzeit des blühenden Krautes fällt in die Monate Juli bis September. Die frischen, abgezupften Blutweiderich-Blüten können bei der Zubereitung von Kompotten und Marmeladen beigefügt werden. Bei Backwaren wird ein Kaltansatz der purpurnen Blüten leicht angewärmt und dazugemischt; dies bringt eine schöne Färbung. Der Effekt kam früher vor allem in der Zuckerbäckerei zum Einsatz.

Der Blutweiderich hat eine leicht antibiotische Eigenschaft. Er wirkt überdies zusammenziehend, blutstillend, stopfend und entzündungshemmend. Der Tee hilft bei Blutfluss, Magenuntersäuerung, Durchfall und Ruhr. In den Stängeln und Blättern findet sich reichlich Gerbsäure, die die eben beschriebene Heilwirkung herbeiführt. Zudem sind in der Pflanze das wertvolle Pektin und organische Säuren enthalten.

Das blühende Kraut stellt für fliegende Insekten, die auf Nektarsuche sind, eine wahre Labstation dar. Deswegen wird der Blutweiderich vor allem von Bienen und Tagfaltern im wahrsten Sinne des Wortes angeflogen. Aber auch für uns Menschen ist er ein Blickfang. So empfiehlt es sich, diese Heilpflanze in der Nähe von Naturteichen anzusiedeln. In seiner Nachbarschaft verträgt er sich vor allem mit Schilf, Baldrian, Mädesüß, Gilbweiderich und Sumpfdotterblume ganz gut.

Wer sich zum Blutweiderich hinstellt und ihn betrachtet, dem kann das Gefühl kommen, als stünde er an einem offenen Lagerfeuer. Warm und beweglich, gütig und innig, teilnehmend herzlich und mitfühlend aufgeschlossen; all das steckt in der Blütenfarbe dieser vegetativen Ufermarkierung drinnen. Darum zahlt es sich auf jeden Fall aus, bei dieser wertvollen Pflanze innezuhalten, die Signale wahrzunehmen und zu überdenken, welche die Natur an uns als Mitgeschöpfe aussendet. Es ist in der Regel im umfassenden Sinn gesünder, das eigene Sensorium einzuschalten als einen wie immer gearteten Bildschirm.

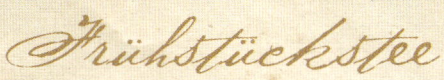

Frühstückstee

Es muss zum Frühstück nicht immer Kaffee sein. Kräutertees, in der richtigen Zusammensetzung genossen, können einen guten Start in den neuen Tag verleihen.

Eine geeignete Teemischung wäre zum Beispiel: Blutweiderich-Blüten-Blätter-Gemisch 30 g, Hagebutten und Melissenblätter je 20 g, Schafgarben-Kraut und Spitzwegerich-Blätter je 10 g, Lavendel- und Ringelblumen-Blüten je 5 g. Man kann sich alle diese Kräuter selber während des Jahres sammeln, gut trocknen und dann zusammenmischen, so hat man einen wertvollen und gesunden Tee für die ganze Familie am Frühstückstisch. Der Blutweiderich im Tee fördert unsere Lebensenergie.

Pro Person werden 2 Teelöffel der Mischung mit ¼ l kochendem Wasser übergossen, 15 Minuten zugedeckt ziehen gelassen, dann abgeseiht, eventuell mit Honig gesüßt und ein wenig Zitronensaft hinzugefügt. Eine größere Ration dieses Kräutertees zubereitet und in eine Thermoskanne gefüllt lässt sich auch problemlos zur Arbeit mitnehmen.

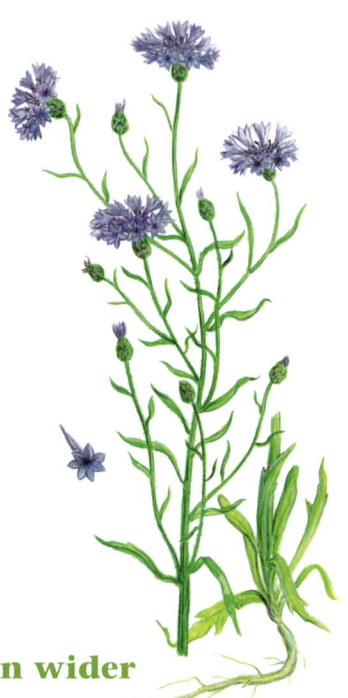

Centaurea cyanus

DIE KORNBLUME
Spiegelt den Himmel auf Erden wider

Jacobus Theodorus Tabernaemontanus beschäftigt sich in seinem äußerst umfangreichen »neu vollkommen Kräuter-Buch« natürlich auch mit der Kornblume. Ausführlich beschreibt er die nach der Blütenform und -farbe unterschiedlichen Sorten. Ein wenig spaßig mutet für uns aufgeklärte Menschen des 21. Jahrhunderts die Literatur der Barockzeit an, wenn sie sich inhaltskritisch mit vagen Überlieferungen auseinandersetzt. So findet sich eben im Kapitel über den innerlichen Gebrauch der Kornblume folgender Absatz: »*Was andere ferner von diesen Blumen geschrieben/ daß sie ihnen namlich zugeben/ daß sie wider der Spinnen, Scorpionen und ander Gifft sollen dienstlich seyn/ das ist gefährlich zu versuchen und sich darauff zu verlassen/ sintemal (= da!) sie solches nicht versucht/ und allein ein falscher Wahn sie darzu bewegt hat/ daß sie diese Blumen fälschlich vor das Coronariam Lychnidem Dioscoridis gehalten haben/ aber wie höchlich darin geirret/ darff nicht viel beweisens/ sintemal dieses Gewächs durchaus keine Gemeinschaft mit dem Lychnide Coronaria hat …*«

Die Kornblume gehört mit der Gattung der Flockenblumen (Centaurea) zur Familie der Korbblütler (Asteraceae). Das besondere Merkmal dieser Heilpflanze ist die himmelblaue Farbe der Blüten. Der Stängel wächst aufrecht und dünn, ist schwach behaart und verästelt. Dem Schaft entlang stehen schmale, lanzettförmige Blätter, die am Grunde gefiedert und gelappt sind.

Die an den Enden der dünnen Zweige sitzenden Blütenköpfe bestehen aus Röhrenblüten, von denen die am Rand größer sind als jene, die in der Mitte sitzen. Die Kornblume ist seichtwurzelnd. Sie kann eine Höhe von zirka 70 cm erreichen. Die Blütezeit währt von Anfang Juni bis Ende August, manchmal sogar bis Ende September.

Die Kornblume hat auch andere Namen. Sie wird im Volk als Kornnelke, Sichelblume oder Blaumütze bezeichnet. Als Wirkstoff enthält die Pflanze Cyanin (blauer Farbstoff), den Bitterstoff Centaurein, Gerbstoff und Schleim. Daher ist die Heilpflanze leicht harntreibend, appetitanregend, verdauungsfördernd, blutreinigend und leicht abführend.

Gott sei Dank steigt das Vorkommen der Kornblumen auf unseren Fluren wieder an. Die biologische Landwirtschaft trägt das Ihre dazu bei. Wer die Pflanze sucht, findet sie im Randbereich der Getreidefelder, auf Feldrainen und Brachböden. Manchmal gedeiht sie auch auf Bahndämmen oder ähnlichen Aufschüttungen. Die Kornblume wächst gerne in Gemeinschaft der eher selten zu findenden Kornrade und des auffallend roten Klatschmohns.

Wer den reifen Samen von den Wildpflanzen auf Feldern sammelt, der kann diese ästhetische Flockenblume dann zu Hause im Garten anbauen. Sie gehört eigentlich unbedingt zum floralen Inventar eines gepflegten Hausgartens. Der richtige Standort ist entweder an den Rändern von Böschungen oder in Steingärten. Es sieht aber genauso gut aus, wenn die Kornblumen in einem eigenen Beet gezogen werden. Am besten gedeiht die Pflanze auf einem durchlässigen und sandigen Lehmboden, so wie dieser ebenfalls dem Roggen als Grundlage am besten »gefällt«. Wer die Kornblume ernten möchte, pflücke ihre himmelblauen Blütenköpfe bald nach dem Aufblühen. Zu Hause gleich die Blütenblätter abzupfen und an einem luftigen, schattigen Ort trocknen, da sie bei direkter Sonneneinstrahlung oder bei Feuchtigkeit ihre schöne blaue Farbe und auch die Wirkkraft verlieren. Bleiche Blüten geben eine minderwertige Droge ab. Kräuterpfarrer Hermann-Josef Weidinger verwendete die Kornblumen-Blüten gerne als Schmuckdroge in seinen Teemischungen, die bis heute vielen Menschen hilfreich gereicht werden können. In allen Heilpflanzen spiegelt sich ein wenig der Himmel wider oder noch viel mehr die universelle Sympathie des Schöpfers.

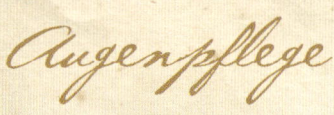

Augenpflege

Kornblumen-Blau wirkt sich günstig auf unsere Sehnerven aus. Schon das Betrachten blühender Kornblumen ist für ermüdete Augennerven sehr gesund. Das Blau verbessert die Sehkraft und nimmt die Müdigkeit.

Bei geröteten und übermüdeten Augen soll man einen in warmen Kornblumen-Tee getränkten und in Leinen gehüllten Wattebauschen auflegen. Diese Kompresse 10 bis 15 Minuten lang einwirken gelassen und zwei- bis dreimal am Tag wiederholt, wird als abschwellendes und entrötendes Mittel für Augenlider und den Bereich rund um die Augen eingesetzt. Der lauwarme Kornblumen-Tee stellt auch ein gutes Eintropfmittel bei Augenentzündungen dar. Dafür überbrüht man 2 Teelöffel voll abgezupfte frische oder getrocknete Blütenblätter der Kornblume mit ¼ l kochendem Wasser und seiht nach 15 Minuten ab.

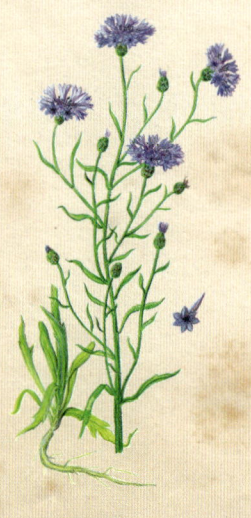

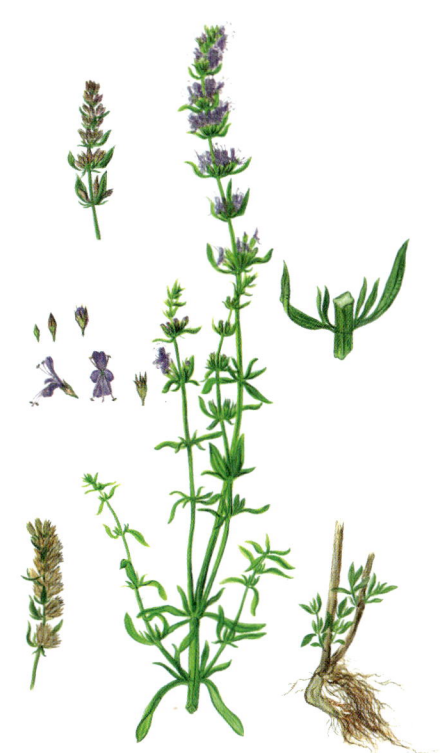

Hyssopus officinalis

DER YSOP
Ein Heilkraut, das auch in die Kirche geht

Wenn der Name einer Stadt oder eines Adelsgeschlechtes in einer alten Urkunde zu finden ist, trägt das sehr viel zur Erhellung der Geschichtsforschung bei. Der Ysop findet sich an einer äußerst prominenten Stelle der Heiligen Schrift. Es ist der Psalm 51, der diese alte Kultpflanze erwähnt. Im Vers 9 dieses Textes finden wir den Satz, der bis heute am Anfang der heiligen Messe gesungen wird, sofern das feierliche Taufgedächtnis begangen wird. So heißt es dort: »*Entsündige mich* (wörtlich: besprenge mich) *mit Ysop, dann werde ich rein; wasche mich, dann werde ich weißer als Schnee.*« (Lateinisch: »*Asperges me, Domine, hyssopo, et mundabor: lavabis me, et super nivem dealbabor.*«) In feierlichen Liturgien kann man den lateinischen Text als Choralantiphon gesungen hören. Der heilige Kirchenvater Augustinus breitet seine Gedanken über diese Heilpflanze aus, während er den Psalm 51 auslegt: »*Lass dich mit Ysop besprengen: Die Demut Christi wird dich rein machen.*«

Der Ysop ist ein Lippenblütler. In freier Natur trifft man ihn bei uns nicht an, sehr wohl aber in den Beeten der Kräutergärten. Mancherorts kann es vorkommen, dass er verwildert. Seine eigentliche Heimat sind die felsigen

Heiden rund um das Mittelmeer und um das Schwarze bzw. Kaspische Meer. Es handelt sich hierbei um einen 50 bis 70 cm hohen Halbstrauch mit in der Regel blauen Blüten. Manchmal entdeckt man auch weiß oder rötlich violett blühende Pflanzen. Die Blätter des Ysops sind lanzettförmig und zugespitzt. Vier bis 16 Blüten vereinigen sich in einseitswendigen Scheinähren. An Inhaltsstoffen konnten viel ätherisches Öl und Gerbstoffe, zudem der Farbstoff Hyssopin nachgewiesen werden.

Aus dem Kraut des Ysops bereitet man im herkömmlichen Heißaufguss-Verfahren einen Tee. Dieser aktiviert die schlummernden Kräfte in uns und erhellt so manche äußerlich oder innerlich verursachte trübe Stimmungslage. Hier wird eine Kur empfohlen, bei der man morgens auf nüchternen Magen und abends vor dem Schlafengehen drei Wochen lang je eine Schale trinkt. Äußerlich lässt sich Ysoptee zum Gurgeln bei Zahnfleisch- und Mandelentzündung verwenden. Rheumatische Schmerzen können sich verringern, wenn man an den schmerzenden Stellen einen in den Tee getauchten Umschlag anbringt. Diesen erneuert man alle zwei Stunden. Um die Sehkraft zu stärken, wäscht man die Augen mit diesem Absud aus.

Wer keinen eigenen Garten besitzt, jedoch ein wenig Platz am Fenster oder auf dem Balkon hat, kann sich den Ysop auch in einem Blumenkistchen oder in einem Tontopf heranziehen. Somit steht dieses Gewürzkraut bereit, um frisch in der Küche zum Einsatz zu kommen. Die ganze Pflanze duftet stark aromatisch. Sie blüht bei idealen Witterungsbedingungen von Juli bis August. Wer das Kraut für einen Tee sammeln möchte, schneidet die oberen, zarten Teile der Pflanze ab und trocknet sie im Schatten.

Wir dürfen angesichts der Begegnung mit dem Ysop Mut fassen. Oft sind wir bildlich gesehen körperlich und seelisch zusammengekauert und in uns selbst verkrümmt. Wenn wir aber danach trachten, in die Sinntiefe unseres Lebens zu blicken, haben wir gleichzeitig die Möglichkeit, unseren Blick nach oben zu richten und aus unserer falschen Selbstsicherheit herauszusteigen. Wir dürfen die wahre Kraft unseres Körpers nicht über- und die Fähigkeit unserer Seele nicht unterschätzen. So finden wir auch einen Weg in die Freiheit der Kinder Gottes, die uns im Glauben zugesagt ist.

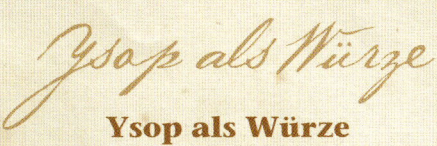

Ysop als Würze

Zerrebeln Sie einmal einen frischen blühenden Ysopzweig in der Hand und riechen Sie daran. Der angenehm balsamische, kampferartige Duft wird nicht nur Ihr Riechorgan, sondern auch das Gemüt erfreuen! Sie können ruhig auch davon kosten: Der Geschmack ist würzig und erfrischend, im Nachhinein leicht bitter.

Vom blühenden Ysopkraut schneidet man die oberen, zarten Teile ab und trocknet sie als Gewürz für den Winter im Schatten. Im Sommer soll der Ysop frisch genommen werden, da schmeckt er noch intensiver. Sparsam verwendet, verleiht er Bohnengemüse, Erdäpfelsuppen, Soßen, Ragouts, Bratenfüllungen, Salaten und Topfenstreichkäse eine aparte Note.

Für ein köstliches und gesundes Kräutersalz einige Zweigspitzen von Ysop, Salbei und Majoran gut trocknen, später abrebeln und in der Kaffeemühle oder im Mörser ganz fein zerkleinern. 4 Esslöffel jenes Kräuterpulvers verrührt man mit 1 Esslöffel voll pulverisiertem Kochsalz oder Meersalz. Dieses Kräutersalz stellt gerade für Menschen, die an Bluthochdruck, Übergewicht, Haut- oder Nierenbeschwerden leiden und daher mit Salz sparsam umgehen sollten, eine wertvolle, gesundheitsfördernde Würze dar.

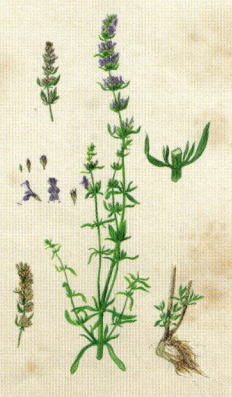

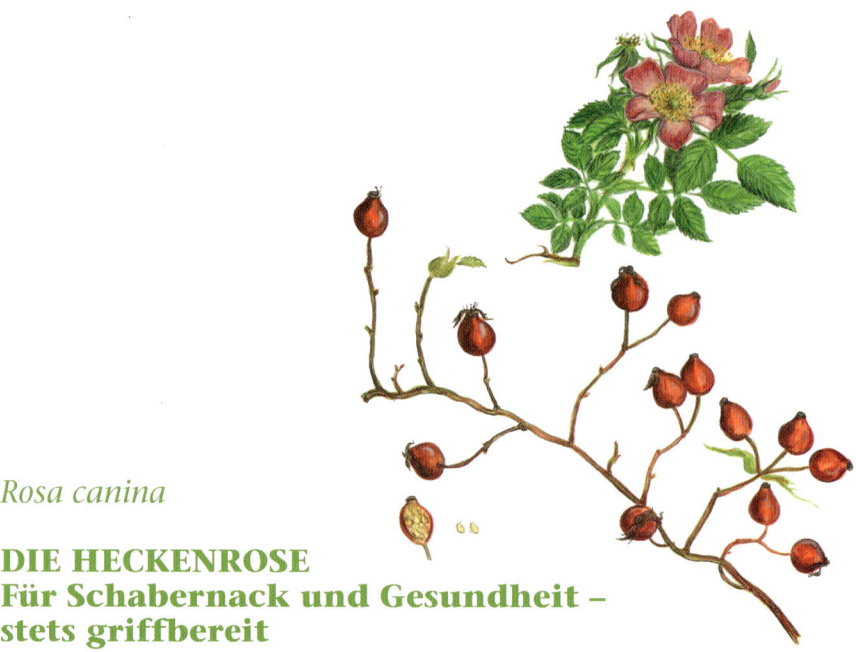

Rosa canina

DIE HECKENROSE
Für Schabernack und Gesundheit – stets griffbereit

Es ist schon eine Kunst, gleich zweimal seine Pracht zu entfalten. Einer Pflanze gelingt das, die wir im wahrsten Sinne des Wortes an den Rand stellen. Die Rede ist von der Heckenrose, die in meiner Heimat mancherorts noch über lange Strecken die Feldwege und breiteren Raine säumt. Im späten Frühjahr besticht sie durch ihre rosa Blütenpracht. Im Herbst, wenn der Frost die letzten Blätter der Büsche den rauen böhmischen Winden preisgibt, zieht der dornige Geselle noch einmal ein Register: Diesmal sind es seine Früchte in feurigem Rot. Indem sie unsere Aufmerksamkeit wecken, möchten sie uns scheinbar sagen: »Wenn alles dich verlässt, ich bin noch da für dich!« Meine ersten Erinnerungen an die »Hetscherln«, wie ich sie bis heute nenne, sind eher mit einem Unbehagen behaftet. Instinktiv ziehe ich noch immer mein Genick ein, das Jucken nachfühlend, das eben die Samenkörner auslösen, sobald diese mithilfe von übermütigen Schulkollegen in den Hemdkragen hineingesteckt werden. Ja, das waren noch Zeiten!

Die Heckenrose, auch Hundsrose genannt, ist die häufigste wilde Rosenart in Europa. Als lockerer Strauch wachsend, bildet sie lange überhängende Äste und erreicht eine Höhe von 1½ bis 3 Metern. Die Rosa canina ist sehr schnellwüchsig und an den Ästen mit Stacheln bestückt. Ihre Blüten, welche nur wenige Tage geöffnet bleiben, sitzen entweder einzeln oder in Gruppen auf den Trieben der Heckenrose. Die Früchte der Wilden Rose heißen Hagebutten. Die Stiele der Früchte sind meist doppelt so lang wie die Hagebutte selbst. Im Herbst färben sich die Hagebutten zur Zeit ihrer Reife kräftig rot und sind dann sehr hart. Im Laufe des Winters erweicht sich der Fruchtmantel durch den Frost. Die Hetscherln bleiben, sofern sie nicht vorher verzehrt werden, bis zum Frühjahr am Strauch.

Die Hagebutten halten aufgrund ihrer Inhaltsstoffe gleichsam einen Trumpf in der Hand. Wir finden in den roten Früchten viel Vitamin C, aber auch die Vitamine B_1, B_2, E, K und H sowie Eisen, Magnesium, Natrium und Phosphor, weiters noch Gerb- und Schleimstoffe vor.

Vielfach wird Hagebuttentee in den Haushalten verwendet. Mit seinem angenehm säuerlichen Geschmack stellt er ein Tonikum zur Ertüchtigung unserer Abwehrkräfte dar. Nebenbei hilft dieser Trank vor allem auch Allergikern. Wer diesen Tee aus selbst geernteten Früchten kocht, achte darauf, dass selbiger vor dem Trinken filtriert wird, da andernfalls die winzigen Härchen der Samenkörner einen unangenehmen Hustenreiz auslösen können. Hagebuttentee ist zudem ein guter Durststiller. Man ist nicht am schlechtesten beraten, wenn man ihn bei Fieber, Entzündungen der Schleimhäute sowie bei Katarrhen und bei Zahnfleischbluten einsetzt. Stillenden Müttern wird das Getränk zur Erhöhung des Vitamin-C-Gehaltes der Muttermilch empfohlen.

Ein Sprichwort aus dem Orient lautet: »*Erhitz dich nicht – um dein Gemüt und deine Seele in Stücke zu reißen!*« Aus eigener Erfahrung weiß ich, wie schnell ein Mensch gleich einem kochenden Häferl überlaufen kann. Was im Augenblick oft den Anschein einer übergroßen Katastrophe erweckt, das nimmt mit längerer Zeit eine ganz andere, beherrschbare Gestalt an. Die Heckenrose leitet mich an, mich selbst zu beherrschen. Der Strauch hat eine lange Geduld. Seine Früchte fallen nicht gleich zu Boden. Er bewahrt seine Schätze, bis sie ein Mensch oder ein Vogel, der vorüberkommt, braucht. Ja, vielleicht erklären Sie mich für eigenartig, wenn Sie diese Zeilen lesen. Aber ich bin fest davon überzeugt, dass eine so an den Rand gedrängte Pflanze wie die Heckenrose zwar stumm, aber effektiv eine Weisheit für das Leben vermitteln kann. Man darf nur nicht daran achtlos vorbeigehen.

Hagebutten-Marmelade

Die reifen Hetscherln nach den ersten Frösten sammeln. Daheim den Stiel- und Blütenansatz von den Früchten entfernen. Die gesäuberten Hagebutten mit wenig kaltem Wasser zustellen und weich kochen. Indem man das Ganze durch ein feines Kunststoffsieb passiert, lässt sich das Fruchtfleisch am einfachsten von den Kernen trennen. Dem Fruchtmus die gleiche Gewichtsmenge an Gelierzucker beigeben, unter Umrühren noch 3 Minuten kräftig aufkochen. Die fertige Marmelade in Gläser füllen, verschließen, auf eine feuchte Stoffunterlage stellen und zum langsamen Auskühlen mit einer Wolldecke oder einem Handtuch verhüllen.

Diese köstliche, vitaminreiche Marmelade schmeckt bestimmt der ganzen Familie! Unruhigen oder schwachen Kindern soll man sechs Monate lang früh und abends 1 bis 2 Teelöffel voll dieser Hagebutten-Marmelade verabreichen, am besten auf ein Butterbrot gestrichen. Dies hilft auch mit zur geistigen Anregung, es fördert das Konzentrationsvermögen in der Schule und drängt Allergien zurück bzw. lässt sie gar nicht erst aufkommen.

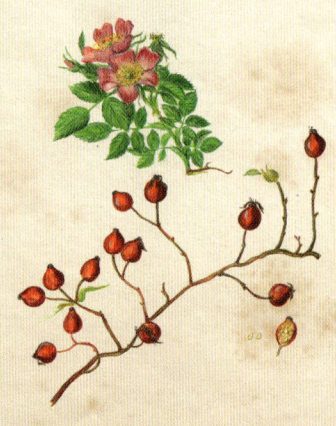

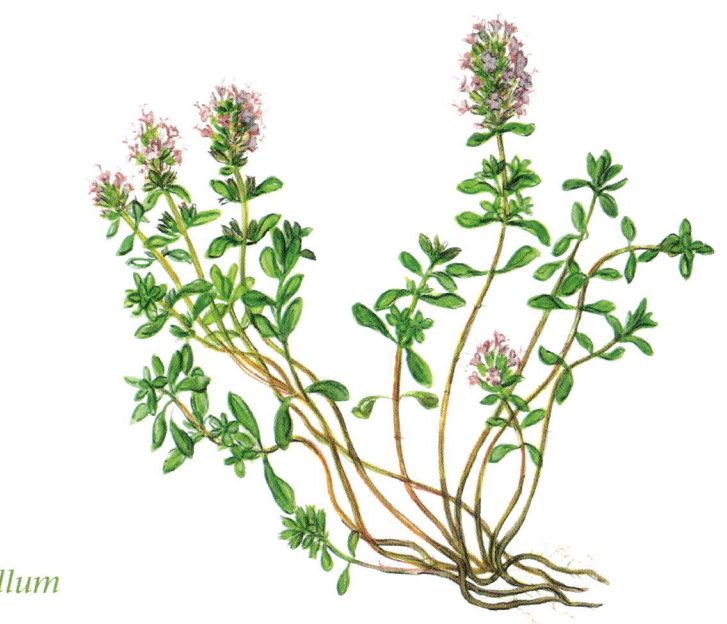

Thymus serpyllum

DER QUENDEL
Damit wir die Natürlichkeit nicht verlieren

Ja, ich gesteh es: Ich hab zwei Freundinnen. Und vierbeinige noch dazu. Es sind die beiden Hunde unseres Stiftsförsters. Ich hab die beiden Bayrischen Gebirgsschweißhündinnen einfach in mein Herz geschlossen. Anscheinend sie mich auch. Ich bewundere diese gutmütigen Hunde ob ihres stark ausgeprägten Geruchssinns. Nichts entgeht ihrer Nase, was einmal den Boden berührt hat. Gerade beim Nachsuchen des Wildes ist das die einzige Möglichkeit, verletzte Tiere über eine lange Strecke wieder aufzufinden. Wir Menschen hatten unsere Sinne einst auch viel besser ausgeprägt. Wir waren für die Vorgänge in der Natur weit sensibler. Offensichtlich kennen wir Überzivilisierte nur mehr die Wetterfühligkeit als einzige Reaktion auf Veränderungen der Umwelt. Auf der Suche nach dem Wilden Thymian kann die Nase helfen. Das angenehme Aroma des Quendels verrät einem den Standort der niedrig wachsenden Pflanze.

Der Quendel zählt zu den Lippenblütlern (Lamiaceae). Er ist auch unter den Namen Wilder Thymian, Feld- oder Sandthymian bekannt und eine bodendeckende immergrüne Pflanze, die eine Wuchshöhe von 2 bis 8 cm erreicht.

Die Stängel sind an ihren Kanten behaart, die Blätter kurzgestielt und oval geformt. Die rosigen, in Büschelwirteln stehenden, gelippten Blüten öffnen sich ab Juni bis in den späten Herbst. Das Kraut breitet sich oft über weite Landstriche als rosaroter Teppich aus und siedelt sich gerne an sonnigen Hügeln, bei Felsen, Mauern und Triften an. Der Sand-Thymian ist vor allem in gemäßigten Breiten Mittel- und Osteuropas zu Hause. Dieses Heilgewächs zählt zu den sogenannten Chamaephyten. Mit diesem Begriff sind Pflanzen gemeint, die mit ihren Erneuerungsknospen unter einer schützenden Schneedecke überwintern bzw. trockene oder niederschlagsreiche Perioden durchstehen können.

Die große Heilkraft des Quendels wird durch sein ätherisches Öl hervorgerufen. Besonders profitiert das Atemsystem des Körpers durch die Existenz des Wilden Thymians. Die Inhaltsstoffe wirken balsamisch, hustenlindernd, auswurffördernd und schleimlösend. Überdies stellt der Quendel ein beruhigendes Mittel bei Keuchhusten und Asthma dar. Diese Heilpflanze wirkt darüber hinaus desinfizierend. Sie tötet Krankheitskeime ab, was gerade in Grippezeiten von großem Wert ist.

Dem Quendel kann man selbst in die Küche Einlass gewähren. Getrocknet dient er vor allem für fette Speisen, die durch seine Zugabe leichter verdaulich werden. Frisches Quendelkraut eignet sich zudem als Gewürz bei vielen Gerichten. Aber nicht nur die Menschen, auch die Bienen schätzen die duftend blühenden Polster auf unseren Heiden. Die Quendelpflanzen halten für die Immen während ihrer gesamten Blütezeit eine ertragreiche Weide bereit.

Alle, die das Aroma des Quendels mit ihrer Nase wahrnehmen, werden ermutigt, tief durchzuatmen und auf diese Weise ruhig und gelassen, gleichzeitig aber auch zufrieden und aufmerksam zu werden. Kurz zusammengefasst bezeichnen wir diesen unseren Zustand mit dem Wort »natürlich«. Wir folgen keinem Geringeren als Jesus selbst, wenn wir uns von den Pflanzen der Natur inspirieren lassen. Das helle Violett des Quendels steht für die Natürlichkeit und Sensibilität. Außerdem bleibt dieses Heilkraut mit seinem Wuchs am Boden. Mit meinen beiden Beinen darf auch ich darauf stehen und mich der Wahrheit meines Lebens stellen. Ich brauche dazu aber den Geist, um die volle Wirklichkeit annähernd zu erfassen.

Kräuterkissen und Quendel-Bad

Dieses lieblich duftende Pflänzchen wird in vielen Gegenden als Schlafkraut bezeichnet, denn es hat ähnliche Heilkräfte wie Lavendel und Dost – somit ist es besonders zur Füllung von Kräuterkissen geeignet, die man sich ins Bett legt. Der angenehm zitronenartige Duft des ätherischen Öls tut Leib und Seele wohl, wenn sie überlastet sind. Das Kräuterkissen verhilft zu einer raschen Entspannung, es beruhigt und stärkt die Nerven, nicht zuletzt schenkt es einen erquickenden Schlaf.

Für ein Quendel-Bad werden 40 g des Kräuter-Kleinschnittes in einem Sackerl über den Wasserhahn der Badewanne gehängt und langsam heißes Wasser darüberlaufen gelassen. Mit kaltem Wasser temperieren. Man kann natürlich auch einen Quendel-Tee (40 g Kraut für 2 l Wasser, 15 Minuten ziehen lassen) vorbereiten, abseihen und ins Badewasser gießen. Ein solches Bad ist vor allem Sportlern anzuraten, um die Glieder zu stärken. Nervöse Menschen sollten ebenso öfters dieses beruhigende, mutmachende und vitalisierende Kräuterbad genießen.

*»Aus der Perspektive der Pflanzen
die Welt betrachten,
heißt gleichzeitig,
einen veränderten Blickwinkel
für mein Leben erhalten.«*

Prior Benedikt Felsinger

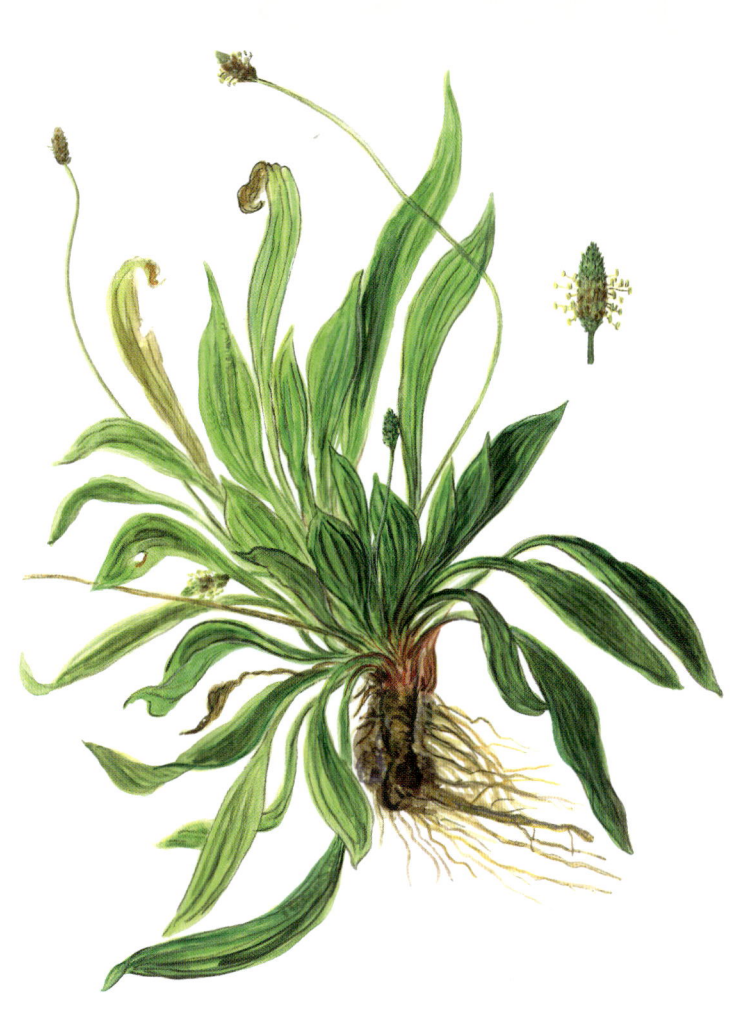

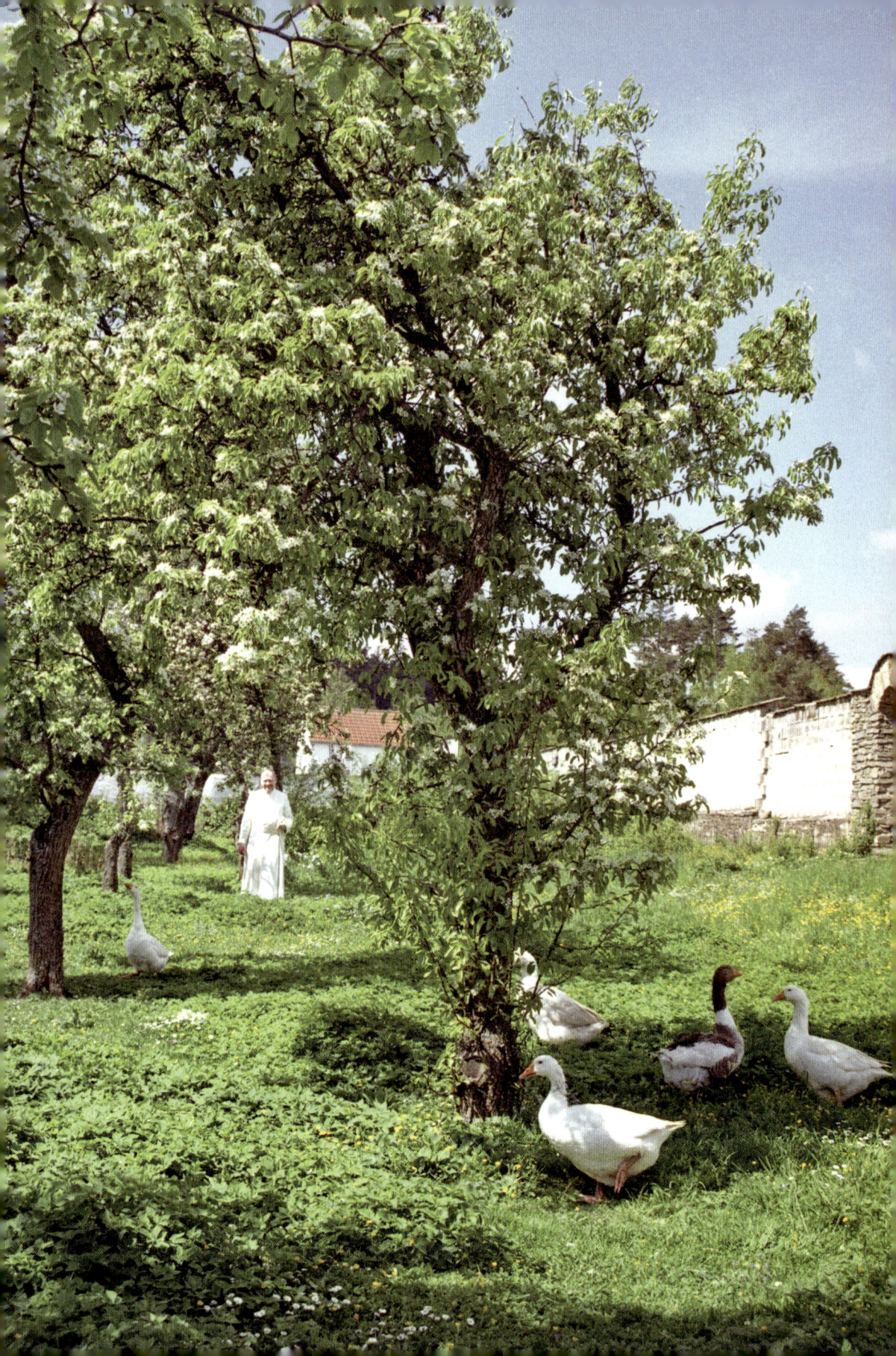

Ein Kräuterbüscherl ist mir viel wert

Jeden 15. August feiern wir in unseren Kirchen das Hochfest der Himmelfahrt Mariens. An diesem Tag werden einer alten Tradition gemäß die getrockneten Heilkräuter, die zuvor liebevoll gesammelt wurden, gesegnet. An den ehemaligen Wirkungsstätten Kräuterpfarrer Weidingers darf ich jedes Jahr die duftenden kleinen Kräutersträußerl an die Gottesdienstbesucher austeilen. Die heilige Zahl Sieben ist gleichzeitig die Anzahl der verschiedenen Pflanzen, die im Büscherl zusammengebunden sind: Dost, Schafgarbe, Rainfarn, Blutweiderich, Goldrute, Lavendel und Johanniskraut. Ich nehme diese Sträußerl auch während des laufenden Jahres gern in die Hand und rieche daran. Sie behalten sehr lang ihr natürliches Aroma und sind für mich so etwas wie ein Gruß vom Himmel. 15. August – Mariä Himmelfahrt und, wie eingangs erwähnt, der Tag der Bekehrung des heiligen Augustinus. Ein Zufall? Für mich gibt es so etwas immer weniger.

Wenn Sie die Lektüre dieses Buches dazu animiert hat, mehr in den vielen Seiten der pflanzlichen Natur zu lesen, dann ist genau das ein sinnvoller Schritt, sich wieder einzuklinken in eine Verwobenheit der natürlichen Gegebenheiten, die wir als oft äußerst armselige Menschen nicht erfunden haben, sondern die wir gleichsam als Geschenk eines liebenden Schöpfergottes vor die Haustür unseres Lebens gestellt bekommen haben. Wir dürfen die verschiedenen »Türen« unseres sinnlichen Daseins durchaus aufmachen und dadurch den Heilpflanzen Einlass in unser Leben gewähren. Wenn die Ampel unserer physischen Gesundheit auf Rot steht, ist es schon zu spät, um stehen zu bleiben und zu denken zu beginnen. Mit dem Blick auf das Grün der Pflanzen wird uns vielleicht auch in einer dezenten Weise kundgetan, dass wir mit der Wertschätzung unserer Gesundheit besser vorankommen und weniger ins »Schleudern« geraten. Die Heilkräuter vermögen durchaus uns zu helfen, in unserem Organismus das Gleichgewicht der Kräfte zu halten. Weidinger, der in China die traditionelle Medizin des Landes kennenlernen durfte, hat das immer wieder betont und versucht weiterzugeben. Mit ein wenig gutem Willen kann jede und jeder das Kraut seinen Freund nennen, der hilft, die richtige Balance im Leben auszuprobieren, zu erlangen und zu halten.

Fachlicher Rat hat Vorrang

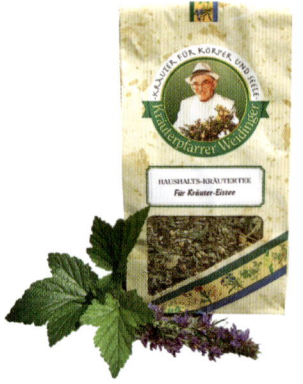

Die in diesem Buch beschriebenen Kräuter sind wertvolle Geschöpfe Gottes. Sie dürfen uns mit Staunen erfüllen und uns bewusst machen, dass es immens viele verborgene Kräfte auf der Welt gibt. Eines aber sei hier ganz deutlich festgehalten: Bei schweren und akuten Erkrankungen ist es unbedingt notwendig, den Arzt aufzusuchen und zu konsultieren. Ich rate dringend ab, die Kräuter auf eine magische Weise zu verwenden und sozusagen auf eigene Faust die Gesundheit aufs Spiel zu setzen. Bitte, achten Sie auf jeden Fall auch auf die Anweisungen des Apothekers, der Ihnen ohnehin den nötigen Zugang zu einer guten Kräuterware verschaffen kann, sofern Sie selbst keinen Garten besitzen. Wenn Sie aber ein kleines Stück Erde Ihr Eigen nennen dürfen, möchte ich Ihnen Mut machen, mit Ihrer Hände Arbeit die Pflanzen selbst zu ziehen, zu ernten und zu lagern. Bewegung in frischer Luft ist gleichzeitig eine gute Investition für die Gesundheit von Leib und Seele.

Karlstein ist eine äußerst gute Destination für Heilpflanzen-Liebhaber

Dort bekommen Sie Rat und Hilfe in den täglichen Fragen rund um Heilkräuter und Ihre Gesundheit. Ein geschultes Beratungspersonal kann Ihnen telefonisch und schriftlich in Ihren speziellen Anliegen und Fragen weiterhelfen. Die in diesem Buch beschriebenen Rezepte der einzelnen

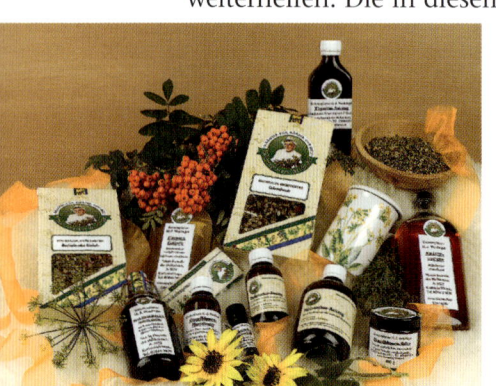

Kräuterschilderungen kommen allesamt aus der Tradition Weidingers. Dem Kräuterzentrum ist auch ein Schaugarten angeschlossen, der in den Vegetationsperioden gleich vor Ort Auskunft über Gestalt und Wirkkraft der Kräuter geben kann. Teemischungen, Kräuterauszüge und Salben sind auch auf dem Postweg erhältlich. Den besten Einblick bietet ein Klick auf die Homepage des Vereins Freunde der Heilkräuter in Karlstein an der Thaya: www.kraeuterpfarrer.at

Stift Geras – Kultur und Natur in einem

Religion und Gesundheit sind eine Einheit, die man auf lange Dauer nicht auseinanderreißen kann. Diese Weisheit leuchtet jedem ein, der mit Ehrfurcht und einem gesunden Interesse in die naturheilkundlichen Traditionen blickt, die es seit Bestehen der Menschheit gibt. Wer hier beginnt, haarspalterisch zu trennen, befindet sich meiner Meinung nach auf einem Holzweg.

Im Geiste bin ich auf allen Seiten des Buches durch unser Kloster, in seinen Gärten und in der Landschaft meiner schönen Heimat mit Ihnen gleichsam als Gast umhergegangen. Ich habe mit so vielen Gästen, die nach Geras anreisen, meist darin profitiert, indem ich bei den Führungen durch das Kloster, den Kräutergarten und den Naturpark selbst immer wieder das Staunen praktizieren durfte. So lade ich alle herzlich ein, nach Möglichkeit in diesen nahezu unberührten Flecken Österreichs zu kommen, um im Austausch mit Gott und der Natur ein Stückchen reicher und weiser zu werden.

Ein Wagnis

Das ganze Leben ist für mich spannend. Ich bin mir ganz gewiss, dass meine Tage nicht ausreichen, um all das Interessante und Schöne auf der Welt, aber auch alles Abgründige und Furchterregende in mich aufzunehmen. Das ist sicher auch nicht nötig. Die wichtigste Stunde ist die jeweils gegenwärtige. Das wussten schon die ersten Mönche in den Wüsten Ägyptens.

In dieser zeitlichen Gegenwart zeigt sich aber auch immer wieder etwas Bleibendes, das nicht von uns Menschen ins Sein gehoben wurde. Es ist die Liebe, die vor allem uns Erdenbürgern innewohnt, da wir als ein Bild des Schöpfers auf dieser Welt Gestalt angenommen haben. In der Natur finden wir eine der schönsten Spuren Gottes, die uns ermutigt, unsere Existenz in allen Facetten anzunehmen und zu bejahen. Seit unserer Geburt befinden wir uns auf Wanderschaft. Am Wegrand wachsen die Heilkräuter als Mitgeschöpfe, die uns helfen, beim Ausloten unseres Lebens nicht zu Fall zu kommen. Sie sind immer neu eine Erinnerung daran, dass – wie Gertrud von Helfta es schlicht und deutlich genug sagt – nur die Liebe es ist, die Gott erreicht.

REGISTER

A
Abendtrunk 61
Aberglaube 19, 115
abführend 133
Abgespanntheit, geistige 122
Abraham 31
Abszesse 67, 91
Abwehrkräfte stärken 43, 61, 71, 88, 89, 98, 119, 139
Achillea millefolium 117–119
Achillein 118
Admiral, Schmetterling 55
adstringierend – siehe *zusammenziehend*
Advent 60
Agrimonia eupatoria 51–53
Akne 119
akute Erkrankungen 148
Albuminurie – siehe *Eiweiß im Harn*
Alchemilla vulgaris 81–83
Alchemisten 81
Allergien 91, 139, 140
ältere Menschen 41, 127, 128
Altersherz stärken 127, 128
Altes Testament 20, 96
Althaea officinalis 123–125
Aminosäuren 88
Amulettpflanze 34
Anämie – siehe *Blutarmut*
Angelica archangelica 69–71
Angelika – siehe *Engelwurz*
Angina 59
Angstgefühle 71, 122
Anis 40, 104
anonyme Macht 19
anregende Wirkung 116
Anschein, äußerer 55
Anserine – siehe *Gänsefingerkraut*
antibakteriell 91
antibiotisch 130
Antipathie im Pflanzenreich 79
antiseptisch – siehe *keimtötend*
Äpfel 89
Apfelsäure 97
Apfelschalen, getrocknete 26
Apiaceae – siehe *Doldengewächse*
Apotheke 98, 128, 148
Apotheker 148
appetitanregend 103, 112, 115, 133
Appetitlosigkeit 50, 70, 118, 121
Ärger 53
Aristoteles 81
Arnica montana 96–98
Arnicin 97
Arnika 96–98
 ❖ Schnaps 98
 ❖ Tinktur 71, 97, 98
Aromatherapie 121, 122, 137, 143
Artemisia vulgaris 108–110
Arthrose 59
Arzneigarten, klösterlicher 51
Arzt 107, 127, 148

Asche von Beifuß 109
Asparagin 79
Asteraceae – siehe *Korbblütler*
Asthma 43, 142
Astrologie 19
Atemnot 127
Atemwege 43, 45, 46, 92, 104, 142
ätherische Öle 48, 52, 60, 64, 70, 85, 100, 103, 104, 109, 118, 121, 124, 127, 136, 142, 143
 ❖ Kamillenöl 91, 92
 ❖ Lavendelöl 68, 99, 100
 ❖ Wacholderöl 112
Atmosphäre, frische 99
Atmungsorgane – siehe *Atemwege*
Aufbau-Tonikum 71
Auferstandener als Gärtner 20
Auferstehung Christi 19
Auflage 67
aufmerksam werden 142
Augen, übermüdete 134
Augenbäder 103
Augenblick 48
Augenentzündungen 134
Augenlider, geschwollene und rote 134
Augenpflege 134, 136
August (15.) 28, 147
Augustinus, Aurelius, Kirchenvater 11, 12, 21, 126, 135, 147
Aura 58, 115
ausgleichend 27, 28, 86
Ausloten unseres Lebens 149
Ausstrahlung 61, 70
Ausweglosigkeit 31
auswurffördernd 142
Avocadoöl 38

B
Baby – siehe *Säugling*
Backwaren 103, 130
Badezusätze 31, 32, 49, 91, 115, 119, 143
bakterienhemmend 37, 91
Balance im Leben 147, 149
Baldrian 130
Baldriantropfen 71
Bärentrauben-Blätter 107
Basilikum 120–122
 ❖ **Duft 121, 122**
 ❖ **Tee 121, 122**
Bauerngarten 36
Bäume 58, 105
Baumkreis, keltischer 19
Bedecktsamer 54
Begegnungen 48
Beifuß, Echter 108–110
 ❖ Asche 109
 ❖ **Badezusatz 110**
Bekehrung des hl. Augustinus 147
Bekenntnisse des hl. Augustinus 11
Belastungen, unnötige 126
belebend 112

Benedikt von Nursia 14, 30
Benediktenkraut – siehe *Nelkenwurz*
Benediktinerlikör 64, 65
Bequemlichkeit 49
Bergwanderung 97
Bergwohlverleih – siehe *Arnika*
beruhigend 29, 61, 85, 101, 102, 104, 110, 124, 142
  – für Kinder 62, 103
besänftigend 41
Bescheidenheit 25, 43
Bettlägerigkeit 37
Bewegung 97, 148
Bewegungsmangel 126
Beziehungen pflegen 81
Bibel 11, 19, 31, 34, 37, 67, 135
Bienen 85, 100, 121, 130, 142
Bienenhonig 38, 104
Bienensaug – siehe *Melisse*
Bienentränke 103, 121
Bienenwachs, gelbes 38
Bienenweide 106, 121, 142
Bild des Schöpfers 149
Bildung, humanistische 13
biologische Landwirtschaft 133
Birkenblätter 107
Birnen 89
Bisabolol 91
Bitterkräuter 49
Bitternis einer Pflanze 23
Bitterstoffe 48, 52, 64, 70, 73, 85, 97, 109, 110, 118, 133
Blähungen 85, 115, 121
blähungswidrig 85
Blasenfunktion stärken 107
Blasensteine 106
Blattsalate 74
Blau der Kornblume 134
Blaumütze – siehe *Kornblume*
Blick der liebenden Aufmerksamkeit 70
Blickfang am Naturteich 130
Blickwinkel, veränderter 145
Blickwinkel weiten 14
Blumentopf am Fensterbrett 121, 122, 136
Blutarmut 56, 82
Blutbildung fördern 49, 55
Blutdruck regulieren 128
Blütenduft 61, 62
Bluterguss 29, 97, 98
Bluthochdruck 137
blutreinigend 55, 70, 78, 79, 112, 119, 133
blutstillend 58, 109, 130
Blutweiderich 129–131, 147
  ❖ **Frühstückstee 131**
Blutzirkulation verbessern 118
Bodendecker 82, 141
Bohnengemüse 137
Boraginaceae – siehe *Raublattgewächse*
***Borago officinalis* 78–80**
Borretsch 78–80
  ❖ **Essig 80**
böser Blick 115
Brandwunden 29, 68

Bratenfüllungen 137
Braunwurzgewächse 45
Brennnessel 54–56
  ❖ **Spinat 56**
Brennnesselgewächse 54
Bronchitis 92
Brotgewürz 103
Brustbeklemmung 40
Brustschmerzen 124
Buch der Natur 12, 18
Buchengewächse 30
Bücher, alte 78
Bußzeit, vorösterliche 60
Butterblume – siehe *Ringelblume*

C

***Calendula officinalis* 36–38**
Calendulasäure 37
Capitulare de villis 102
Caprifoliaceae – siehe *Geißblattgewächse*
***Centaurea cyanus* 132–134**
Centaurein 133
***Centaurium minus* od. *umbellatum* 48–50**
Chamaephyten 142
Cham-Azulen 91, 92, 118
Chlorophyll 56
Cholesterinspiegel, hoher 80, 116
Cholin 118
Choralantiphon 135
Christus – siehe *Jesus Christus*
***Cichorium intybus* 24–26**
Cineol 121
Citral 85
Citronellal 85
Confessiones, Bekenntnisse des hl. Augustinus 11
***Crataegus* 126–128**
  – ***laevigata* 127**
  – ***monogyna* 127**
Crataegussäure 127
Cumarinverbindungen 70, 91, 100
Cupressaceae – siehe Zypressengewächse
Cyanin 133

D

Dämonen 27
Dankbarkeit 70, 90, 97
Darm 64, 102, 123, 124
  – Beschwerden 25, 33, 34, 50, 76, 91, 125
  – Katarrh 118
  – Koliken 65, 91
  – Schwäche 65
Denken fördern 97
Depressionen 28
Desinfektion 98
desinfizierend – siehe *keimtötend*
desodorierend 91
Dioscurides 58, 108
Dodonaeus, Rembert 58
Doldengewächse 69, 102
Dost, Echter 114–116, 143, 147
  ❖ **Ölauszug 116**

❖ **Teekur 116**
Drosendorf an der Thaya 12
Duftschale 112
Duft von Pflanzen 23, 60, 61, 122, 141, 143, 147
Durchatmen, tiefes 142
Durchblutung fördern 97, 110, 127, 128
Durchfall 109, 130
Durchhaltevermögen, großes 31
durstlöschend 86, 139
Dysfunktion der inneren Organe 52

E
Ehrfurcht 88, 149
Eibisch, Echter 123–125
  ❖ **Sirup 124**
  ❖ **Tee 124, 125**
Eiche 30–32
  ❖ **Rinden-Tee und -Pulver 31, 32**
Eichenrinde 76
  ❖ **Bäder 31**
Einfühlungsvermögen, großes 58
Einheit von Körper, Geist und Seele 21, 43, 143, 148
Einreibemittel 29, 47
Eintopfgerichte 55
Eintropfmittel für die Augen 134
Eisen 25, 56, 82, 139
Eiweiß im Harn 106
Emotionen, die versklaven 112
Energie, neue 9
Engel 69, 70
Engelbrustwurz – siehe *Engelwurz*
Engelskraut – siehe *Engelwurz*
Engelwurz, Echte 69–71
  ❖ **Wurzel-Pulver 71**
  ❖ **Tee 71**
entgiftend 55
entschlackend 55, 112
entspannend 60, 61, 62, 86, 91, 94, 143
entwässernd 82, 105, 115
Entzündungen 52, 90, 106
  – Anal- und Genitalbereich 31
  – Atemwege 46
  – Harntrakt 46
  – Mund 31, 32, 64, 76, 77, 97
  – Rachen 31, 64, 76, 97
  – Schleimhäute 139
entzündungshemmend 30, 37, 43, 79, 91, 92, 97, 119, 124, 130
Enziangewächse 48
Enzianwurzel 49, 65
Epilepsie 110
Erbrechen 109
Erdäpfelsuppen 137
Erdbeerblätter 107
erfrischend 101
Erfrischungsgetränk 86
Erkältungen 44, 89, 104, 115, 123
Erkrankungen, schwere und akute 148
Erregungszustände 85
Erschöpfung 31, 122
Erstversorgung bei Verletzungen 98

erwärmend 103, 104, 116
Erwartungsdruck 126
Essen, übermäßiges und fettes 126
Eugenol 64
Europa, vereintes 14
Evangelien 19

F
fachlicher Rat 148
Fagaceae – siehe *Buchengewächse*
Fallobst 89
Familientee 131
Farbauffrischung der Speisen 61, 79
Färbemittel, natürliches 130
Farbe Violett 60, 61, 142
Farbe Weiß 19
Farbpalette der Natur 61
Fasten 60
Feigen, getrocknete 26
Feigenbaum 11
Feldthymian – siehe *Quendel*
Fenchel 40, 102–104
  ❖ **Fenchellikör 104**
  ❖ **Milch 103**
  ❖ **Tee 103**
Fettanteile, zu viel im Blut 116
fette Speisen 109, 142
Fichte 79, 105
Fieber 91
fiebersenkend 57, 59, 79
Fischgerichte verfeinern 103
Flavone 91
Flavonoide 37, 52, 127
Fleischgerichte 109
Fliegen vertreiben 122
Floristik 82
***Foeniculum vulgare* 102–104**
Frauenleiden 82, 108, 118, 119
Frauenmantel 81–83
  ❖ **Hautpflegemittel 83**
  ❖ **Ölauszug 83**
  ❖ **Tee für Umschläge 83**
Freiheit 126
  – der Kinder Gottes 136
Freude 51, 52, 53
»Freunde der Heilkräuter«, Verein 16, 148
Freundlichkeit 37
Freundschaft 81
Frische 99
fröhlich stimmen 78
Frostbeulen 32, 47, 67, 119
Frösteln 89
Fruchtsalat garnieren 61
Frühjahrskur 118
Frühjahrsmüdigkeit 117
Frühlingssalat 74
Frühstückstee 131
Fuchs, Leonhart 18, 27, 78
Furocumarin 118
Furunkel 67
Fußbäder
  ❖ Veilchentee 62

G

Galenus 58, 108
Galgant 65
Galle 52, 53, 64, 74
Gallenerkrankungen 118
galletreibend 49, 73, 109
Gänse 16, 33, 34
Gänseblümchen 74
Gänsebraten 109
Gänsefingerkraut 33–35
 ❖ Tee 35
Garten 12, 21, 148
 – besonderer 11
 – der Auferstehung 20
 – in der Bibel 20
 – neu anlegen 112, 127
Gartenangelika – siehe *Engelwurz*
Gartenarbeit 148
Gartenkultur
 – der Klöster 14
 – mitteleuropäische 51
Gartenrose – siehe *Rose, Rote*
Gartensalbei – siehe *Salbei, Echter*
Gartenteich – siehe *Naturteich*
Gebärmutterentzündung 118
Gebet 16
gedächtnisstärkend 49
Geduld 37, 139
Gefühlswelt reinigen 112
gegenwärtige Stunde 149
Geheimnisse der Schöpfung 19
Gehetztwerden 24, 126
Geißblattgewächse 87
Geist reinigen 49
Geister, böse 27, 75, 115
geistige Anregung 140
Gelassenheit 67, 142
Gelenke 29
Gelenkserkrankungen 112
Gemüsefenchel 103
Gemüt 40, 52, 61, 137, 139
gemütserhellend 29, 60, 61
Genesis, Buch 20
genießen 114
Gentianaceae – siehe *Enziangewächse*
Geras, Stift 17–18, 149
Gerbsäure 130
Gerbstoffe 30, 31, 52, 57, 64, 70, 73, 79, 82, 85, 91, 97, 100, 109, 118, 121, 133, 136, 139
Gertrud von Helfta 149
Geruchssinn 137, 141, 147
Geschöpfe Gottes 148
Geschwüre 67
Gesichtswasser mit Lavendel 101
Gesundheit 149
 ❖ fördern 65, 79, 90, 137, 138, 147, 148
 ❖ nicht aufs Spiel setzen 148
Getriebensein 25
***Geum urbanum* 63–65**
Gewässer 129
Gewürze 55, 75, 103, 109, 114, 120, 121, 122, 136, 137, 142

Gicht 32, 40, 41, 47, 55, 59, 70, 97, 110
Glaube 136
Gleichgewicht, Körper und Seele 58, 147
Glieder stärken 143
Glück im Leben 126
Glykoside 64, 91, 121, 127
Goldblume – siehe *Ringelblume*
Gold des Paktolos 93
Goldrute, Echte 105–107, 147
 ❖ Teemischung »Für Nieren und Blase« 107
Goldrute, Kanadische 106
Gott 9, 15, 19, 20, 21, 28, 31, 34, 37, 40, 96, 99, 147, 149
Gott und Natur 149
Gottesmutter Maria 102, 147
griesgrämige Menschen 53
Grippezeiten 115, 142
Großer Frauentag (15.8.) 28
Grün der Pflanzen 147
Gurgelmittel 32, 59, 64, 77, 97, 103, 121, 136
Gurken einlegen 103
Guttation 82
gynäkologische Erkrankungen – siehe *Frauenleiden*

H

Haarpflege 91
Hagebutten 94, 131, 138, 139, 140
 ❖ **Marmelade 140**
 ❖ Tee 139
Hagedorn – siehe *Weißdorn*
Hals, rauer 78
Halsentzündung 65, 77, 103, 121
Halsschmerzen 32
Hamameliswasser 101
Hämorriden 32, 47, 119
Handpflege 38
Harn, saurer 46
Harntrakt 46
harntreibend 79, 112, 133
Harnwege, Erkrankungen 55
Harth bei Geras 15, 16
Harze 79, 82, 97
Hausgarten 85, 124, 133
Hausmittel 103
Haustiere
 – Blähungen 103
 – Desinfektionsmittel 115
 – Durchfall 115
 – Hautausschlag 76
 – Husten 103
 – Magen- und Darmkrankheiten 115
 – Pflege 76, 79
 – Rachenprobleme 115
Haut 52, 58, 66, 67, 68, 100, 110
 – empfindliche 38, 95
 – fette 76, 101
 – geschmeidige 66, 68
 – juckende 119
 – raue 38
 – rissige 38, 67
 – schlecht durchblutete 101

– schuppige 29
– stärkend 25
– straffend 25
– trockene 29
– unreine 49, 76, 80, 88, 101
– weiche 68
Hautausschlag 70
– bei Tieren 76
Hautentzündungen 31, 67
Hauterkrankungen 32, 55
Hautgeschwüre 46, 59, 67, 70
Hautleiden 137
Hautpflegemittel 29, 37, 83, 49, 52, 68, 76, 83, 91, 95, 101
Hautsäureschutzmantel 101
Hautwässer
  ❖ **Rosenblüten 95**
  ❖ **Lavendel 101**
Heckenrose 93, **138–140**
  ❖ **Hagebutten-Marmelade 140**
Heilige 46
Heiliger Geist 43, 142
Heilige Schrift – siehe *Bibel*
Heilige Zahl Sieben 43, 147
Heilkräuter als Mitgeschöpfe 149
Heilkräuter kennenlernen 9
Heilkräuter und Gesundheit, Rat und Hilfe 148
Heilpflanzen-Liebhaber, gute Destination für 148
Heiserkeit 92, 104, 124
Hektik 126
Herzensfrieden 85
Herzinfarkt, Nachbehandlung 127
Herzklopfen, nervöses 62, 85, 127
Herzkranzgefäße besser durchbluten 127, 128
Herzmuskulatur kräftigen 127, 128
Herzrhythmus stärken 126, 127, 128
Herzschmerzen, krampfartige 127
herzstärkend 79, 86, 127
Herzstechen 127
Herztätigkeit fördern 98
herzwirksame Substanzen 97, 127
Hetscherl – siehe *Hagebutten*
Hetze 85
Hexen 115
Hildegard von Bingen 24, 40, 85, 99
Himmelschlüssel – siehe *Schlüsselblume*
Hoffnung 60
hoher Blutdruck – siehe *Bluthochdruck*
Hollerkoch 89
Holunder, Schwarzer 87–89
  ❖ **Beerensaft 89**
  ❖ **Blütentee 88**
  ❖ **Marmelade 89**
Honig-Veilchen 62
Horizont 28
Horoskope 19
Hortulus des Walahfrid Strabo 51, 93
Hortus sanitatis Germanice 18, 49, 108
humanistischer Geist 13, 14
Hummeln 75
Hunde 141

Hundsrose – siehe *Heckenrose*
Husten 44, 78, 92, 100, 104, 115, 124, 125, 142
Hustensaft 44
Hypericum perforatum 27–29
Hyssopin 136
Hyssopus officinalis 135–137

I

Immunsystem – siehe *Abwehrkräfte*
Infektionsabwehr 71
Inhalationen 92
innere Ruhe 122
innere Stärke 112
Insekten 127, 130
Insektenstiche 76, 77
Inulin 73, 97
Investitionen 48

J

Jesaja, Buch 37
Jesus Christus 11, 19, 20, 37, 60, 135, 142
Jesus Sirach, Buch 40
Johannes der Täufer 28
Johannesevangelium 19
Johanniskraut, Echtes 27–29, 147
  ❖ **Ölauszug 29**
Johannistag (24.6.) 34
Juniperus communis 111–113

K

Kaffee, Alternative 131
Kaffee-Ersatz 26
Kahlschlag 105
Kalium 56, 118
Kalmus 49
Kalzium 56
Kamille, Echte 50, 76, **90–92,** 107,
  ❖ **Inhalationen 92**
  ❖ **Tee 91**
Kampfer 76, 121
Karl der Große 75, 102
Karlstein/Thaya, Kräuterzentrum 16, 148
Käseaufstriche 118
Katzenwedel – siehe *Blutweiderich*
Kauen von Wacholderbeeren 113
Kautschuk 73
Kehlkopfentzündung 100
keimtötend 64, 92, 101, 115, 142
keltischer Baumkreis 19
Kernobstgewächse 126
Keuchhusten 40, 115, 142
Kieselsäure 52, 56, 79
Kinder 44
– hustenstillend 124, 125
– schwächliche 119, 140
– unruhige 62, 103, 140
kleine Dinge 97
Kleiner Fuchs, Schmetterling 55
Kleinhirn stärken 110
Klimawandel 105
Klosterbibliothek in Geras 17–18, 78, 123
Klostergarten 14, 51, 67, 84

Klosterplan von St. Gallen 67
Kneipp, Sebastian 25
Kompotte 130
Kompresse 134
Konifere 111
König, Dr. Franz, Kardinal 90
Königin aller Blumen 94
Königskerze 45–47
- ❖ Öl 47

Königskraut – siehe *Basilikum*
Konrad von Würzburg 102
Konzentrationsvermögen fördern 140
Kopfschmerzen 59, 83, 85, 94, 100
Kopfschuppen 80
Korbblütler 24, 37, 72, 90, 96, 105, 108, 117, 132
Korbweide 57, 58
Koriander 104
Kornblume 132–134
- ❖ **Augenpflege 134**
- ❖ **blaue Farbe** 133, **134**
- ❖ **Tee 134**

Kornnelke – siehe *Kornblume*
Körpereinreibung 68, 77
Körpergeruch 88
Kosmetikum, natürliches 95, 101
Kosmopolit, pflanzlicher 54
Kosmos 19
Kräfte, neue 61, 64, 65, 119, 122, 136
 – verborgene 148
Krampfadern 68
Krampfkraut – siehe *Gänsefingerkraut*
krampflösend 33, 34, 37, 85, 91, 100, 103, 115, 121
Kranewitt – siehe *Wacholder*
Krankenpflege 37
Kräuterauszüge 148
Kräuterbäder
- ❖ **Beifuß 110**
- ❖ **Dost 115**
- ❖ **Eichenrinde** 31, **32**
- ❖ Kamille 91
- ❖ **Schafgarbe 119**
- ❖ Tausendguldenkraut 49
- ❖ **Quendel 143**

Kräuterbücher, alte 18, 78, 123
Kräuterbüscherl 28, 147
Kräuteressig
- ❖ **Borretsch 80**

Kräutergarten 67, 135
 – im Stift Geras 15, 99, 149
 – in Karlstein/Thaya 148
Kräuterkissen
- ❖ Lavendel 100
- ❖ **Quendel 143**

Kräuterliköre
- ❖ **Benediktinerlikör 65**
- ❖ **Fenchel 104**
- ❖ **Schlüsselblume 41**

Kräuter-Ölauszüge
- ❖ **Dost 116**
- ❖ **Frauenmantel 83**
- ❖ **Johanniskraut 29**
- ❖ **Königskerzen-Blüten 47**
- ❖ **Weiße Lilienblüten 68**

Kräuterpulver
- ❖ **Angelikawurzel 71**
- ❖ **Eichenrinde 32**
- ❖ Goldrute 106
- ❖ Lavendel 100
- ❖ **Ysop 137**

Kräuter-Salben 148
- ❖ **Ringelblume 38**

Kräutersalz 137
Kräutersegnung 147
Kräuterseminare in Karlstein/Th. 114
Kräuter-Sirupe
- ❖ **Eibisch 124**
- ❖ **Spitzwegerich 44**
- ❖ **Wacholderbeeren 113**

Kräutertees 40, 148
- ❖ **Basilikum** 121, **122**
- ❖ **Blutweiderich 130**
- ❖ Borretsch 79
- ❖ **Dost 116**
- ❖ **Eibisch** 124, **125**
- ❖ **Eichenrinde 32**
- ❖ **Engelwurz 71**
- ❖ **Frauenmantel** 82, **83**
- ❖ **Frühstückstee 131**
- ❖ **Gänsefingerkraut 35**
- ❖ **Hagebutten 139**
- ❖ Holunderblüten 88
- ❖ **Kamille 91**
- ❖ **Kornblume 134**
- ❖ Löwenzahn 73
- ❖ Nelkenwurz 64

Käuter-Tinkturen
- ❖ **Arnika 98**
- ❖ Salbei 76
- ❖ **Schafgarbe 119**

Kräuterwanderungen 63, 114
Kräuterweine
- ❖ **Tausendguldenkraut 50**
- ❖ **Weißdorn 128**

Kräuterzentrum Pfr. Weidingers 148
kreislauffördernd 86, 97, 118
Kreislaufmittel 71, 127, 128
Küchengewürz 103, 142
Küchenkraut 75, 79, 118, 136
Kultpflanze, alte 135
Kultur der Klöster 14
Kultur und Natur in Geras 149
Kümmel 40, 104

L

Lächeln der Natur 36
Lächeln des Schöpfers 36
Lachen kehrt zurück 53
Lamiaceae – siehe *Lippenblütler*
Laune, gute 60, 61
***Lavandula officinalis* 99–101**
Lavendel, Echter 99–101, 147
- ❖ **Gesichtswasser 101**
- ❖ Honig 100
- ❖ Kissen 100

❖ Pulver 100
Lavendelblüten 65, 131, 143
Leben
  – Aufgabe 90
  – ausloten 149
  – Balance 147
  – erfülltes 34, 97
  – gestalten 40, 145
  – in der Gegenwart 149
  – interpretieren und deuten 19
  – langes 75
  – Sinntiefe 136
  – spannend 149
  – Wahrheit 142
  – Zufälle 147
Lebensenergie fördern 131
Lebenskraft, starke 58
Lebensstil gesunder 114
Lebensweisheit 88
Leber 53, 64, 73, 74
Lebertätigkeit fördern 49, 52, 109
Leberleiden 25
Lecithin 82
Leere, innere 70
Leib-Seele
  – Gesundheit fördern 21, 148
  – überlastet 143
Leinsamen 123
Leistungsfähigkeit steigern 113
Liebe 94, 149
Lilie, Weiße 66–68
  ❖ Öl 68
Liliengewächse 66
Lilium candidum 66–68
Lindenblüten 107
Lippenblütler 75, 84, 99, 114, 120, 135, 141
Lonicerus, Adamus 42, 123
Lorenz, Konrad 33
Löwenzahn 72–74
  ❖ **Blütenknospen, gedünstet 74**
  ❖ Salat 73
  ❖ **Wildgemüse 74**
Luftwege – siehe *Atemwege*
Lungenasthma 43
Lungenschwäche 113
Lunge stärken 42
Lythraceae – siehe *Weiderichgewächse*
Lythrum salicaria 129–131

M

Macht, anonyme 19
Mächte, gute oder böse 27
Madonnenlilie – siehe *Lilie, Weiße*
Magen 53, 64, 102, 104, 123, 124
  – schwacher 70
Magenbeschwerden 25, 34, 50, 76, 85, 91
Magengeschwüre 125
Magenkatarrh 118
Magensaftsekretion steigern 49
Magenuntersäuerung 130
magische Kraft 108
Magnesium 139

Magnoliophyta – siehe *Bedecktsamer*
Majoran 65, 137
Makrokosmos 19
Malvaceae – siehe *Malvengewächse*
Malvengewächse 123
Mandelanschwellung 59
Mandelentzündung 136
Mangan 79
Mariä Himmelfahrt, Hochfest 147
Maria Magdalena, Heilige 19–20
Marmelade 130
  ❖ **Hagebutten 140**
Märzenveigerl – siehe *Veilchen*
Maß, richtiges 91, 112
Massageöl 29
Matricaria chamomilla 90–92
Medizin 106, 126, 127
Meersalz 137
Melancholie 40, 78
Melissa officinalis 84–86
Melisse 79, 84–86, 131
  ❖ **Saft 86**
Menstruation 82
  – Beschwerden 34, 35, 37, 91, 118
Migräne 92
Mikrokosmos 19
Milz 53
Mineralstoffe 56, 88, 89
Mittelalter 115
Mönche in der Wüste Ägyptens 149
Mönchsblume – siehe *Löwenzahn*
motorische Kraft regeln 110
Müdigkeit 49, 62
Mundschleimhaut-Entzündung 31, 32, 64, 76, 77, 97
Muskelschmerzen 115
Muskelzerrung 97
Muskulatur stärken 97
Mut, neuer 52, 104, 143
Mutlosigkeit 71
Muttermilch, Vitamin-C-Gehalt erhöhen 139

N

Nachtschweiß 32
Nahrung für Schmetterlingsraupen 55
Nahrungsquelle für Bienen 85
Nardenwurzel – siehe *Nelkenwurz*
Nase, verlegte 100, 120, 121
Nasenbluten 59
Nasengänge reinigen 109
Nasennebenhöhlenentzündung 116
Nasenpolypen 116
Natrium 56, 139
Natur 12, 141, 149
  – erforschen 64, 130
  – Gleichgewicht erhalten 127
  – Zusammenhänge 12, 117, 147
naturheilkundliche Tradition 149
Natürlichkeit 141, 142
Naturpark Geras 72, 149
Naturpflaster 106
Naturschutz 48, 75, 97, 98
Naturteich 130

Nebenhöhlenkatarrh 92
Nektarspender 130
Nelkenwurz, Echte 63–65
  ❖ **Benediktinerlikör, selbstgemacht 65**
Neophyten 106
Nerven 29, 43, 62
  – beruhigend 62, 86
  – entspannend 94
  – stärkend 41, 42, 61, 76, 100, 122, 143
Nervenleiden 70, 119
Nervenschmerzen 59
nervöse Leiden 85, 121, 143
neuer Tag, guter Start 131
Neues Testament 11, 20
Niedergeschlagenheit 28
Nieren, reizen 112
Nierenbeschwerden 137
Nierenentzündung 55
Nierensteine 55, 106
Nierentätigkeit fördern 106, 107, 118
Nistgelegenheit für Vögel 58, 127
Norbert von Xanten 19
Nussblätter 82

O

Ocimum basilicum 120–122
Odermennig 51–53
  ❖ **Tee mit Ringelblume 53**
Ohrenschmerzen 47
ökologisches Gleichgewicht der Natur 40
Olivenöl 83
Operationswunden, Nachbehandlung 83
Ordenskleid, weißes 19
Ordnung 25, 99
Oregano – siehe *Dost*
organische Säuren 130
Organismus
  – Gleichgewicht der Kräfte 147
  – stärken 63, 65
Origanum vulgare 114–116
Ornithologie 16–17
Osteoporose 31, 32
Ostererzählungen 19, 20

P

Paracelsus, Philippus Theophrastus
  18–19, 25, 73
Paradieseserzählung 20
Pektin 130
Periodenschmerzen – siehe *Menstruation*
Perspektive der Pflanzen 145
Pfefferminze 65, 107
Pflanzen als Kulturfolger 34
Pflanzenduft 23, 95, 99, 100, 101, 121, 122
Pflanzen-Presssäfte
  ❖ **Spitzwegerich 43**
Pflanzensymbolik 66, 102
Phlegmone 67
Phosphor 139
pH-Wert, idealer 101
physische Gesundheit 147
physischer Ausgleich 28
Pionierpflanzen 28, 33

Pizzagewürz 114
Plantaginaceae – siehe *Wegerichgewächse*
Plantago lanceolata 42–44
Plinius der Ältere 108, 117
Potentilla anserina 33–35
Prämonstratenserorden 19
Prellungen 98
Primula veris 39–41
Prostata – siehe *Vorsteherdrüse*
Psalmen 96, 135
Psyche stärken 112
psychische Erkrankungen 27
psychischer Ausgleich 28
Pubertät 119
Purpurweide 57

Q

Quecke 79
Quelle von Gewässern 129
Quendel 141–143
  ❖ **Bad 143**
  ❖ **Kräuterkissen 143**
Quercus petraea 30
Quercus robur 30–32
Quetschungen 29, 97

R

Rachenentzündung 31, 64, 76, 97
Ragouts 137
Rainfarn 147
Rasur, Pflege danach 95
Rat und Hilfe, Heilkräuter u. Gesundheit 148
Raublattgewächse 78
Rauchen 126
Reaktionsfähigkeit, bessere 113
Realität annehmen 58
Regelblutung – siehe *Menstruation*
reinigend 37, 52
Reinigungsprozess des Körpers 53
reizlindernd 79, 124
Rekonvaleszenz 64
Religion und Gesundheit 149
Respekt 94
Rhabarberwurzel 65
Rheumatismus 32, 40, 41, 47, 55, 56,
  59, 70, 73, 97, 109, 110, 115, 136
Riesengoldrute 106
Ringelblume 36–38, 79, 107, 131
  ❖ **Salbe 37, 38**
  ❖ **Tee mit Odermennig 53**
Ringelrose – siehe *Ringelblume*
Rosa canina 138–140
Rosaceae – siehe *Rosengewächse*
Rosa centifolia 93–95
Rose, Rote 79, 93–95
  ❖ **Blüten-Hautwasser 95**
Rosengewächse 33, 51, 63, 81, 93, 126
Rosenwasser 38
Rosmarinsäure 100
Rücksicht nehmen 46
Ruhe, innere 122, 126, 142
Ruhr 130

157

S

Safran 65
Säfte, selbstgemachte
- ❖ **Holunderbeer 89**
- ❖ **Melisse 86**

Salat-Beigabe 79, 80, 82
Salate verfeinern 103, 137
Salbei, Echter 75–77, 137
- ❖ **Lotion 77**
- ❖ Tinktur 76

Salbei, österreichischer 75
Salicin 57
Salicylsäure 57, 82
***Salix* 57–59**
salpetersaure Salze 79
Salvia austriaca 75
***Salvia officinalis* 75–77**
Salvia pratensis 75
Salweide 57
Salz, sparsame Verwendung 137
***Sambucus nigra* 87–89**
Sandthymian – siehe *Quendel*
Saponine 60, 121, 127
Sauerampfer 118
sauer-bitter-grantige Menschen 53
Sauerkraut einlegen 103
Säugling 122
Säurebildung 53
Säureschutzmantel der Haut 101
Scivias, Wisse die Wege 24
Scrophulariaceae – siehe *Braunwurzgewächse*
Seele 21, 136, 139, 143
Seele-Geist-Einheit stärken 43, 53, 122, 143
Seelsorge 15
Sehkraft stärken 136
Sehnenzerrung 97, 98
Sehnerven stärken 134
Sehnsucht nach erfülltem Leben 34
Selbstbeherrschung 139
Selbstsicherheit, falsche 136
Selbstvertrauen stärken 69, 70, 122
Selbstverwirklichung 61, 70
Sensibilität 141, 142
Sensorium, eigenes betätigen 130
Sichelblume – siehe *Kornblume*
Siebener-Zahl 43, 147
sieben Gaben des Hl. Geistes 43
Signaturenlehre 19, 43
Silberweide 57
Singvögel 127
Sinnbild der Bescheidenheit 90
Sinnbild des Aufbruchs 60
sinnliches Dasein 147
Sinnsprache der Bäume 30, 31
Sinnsprache der Wegwarte 25
Situation, angespannte 43
Situationen, schwere 61, 104
Sodbrennen 50
Solidago canadensis 106
Solidago gigantea 106
***Solidago virgaurea* 105–107**
Sommertage, heiße 77, 86
Sonnenbrand 29

Sonnenenergie 78, 79
Sonnenuhr, pflanzliche 25
Sorgen 68, 126
Sortenreinheit 20
Soßen 118, 137
Sündenfall 20
Suppenwürze 55, 118
Süßholz 123
Symbol
 – der Jungfrau Maria 66
 – für Licht und Leben 67
 – für Schönheit und Liebe 94
Sympathien im Pflanzenreich 79, 130, 133

Sch

Schabernack 138
Schafgarbe, Gemeine 117–119, 131, 147
- ❖ **Tinktur 119**

Schafzunge – siehe *Schafgarbe*
Schicksalsdenken, abergläubisches 19
Schlaf, erquickender 100, 143
Schlafkraut – siehe *Quendel*
Schlaflosigkeit 59, 92, 122
Schlafmittel 62
Schlafstörungen 85, 100, 121
Schlehdorn 88
Schleimhäute, Abwehrbereitschaft 97
Schleimhäute, Entzündungen 139
schleimlösend 46, 79, 104, 115
Schleimstoffe 60, 85, 124, 125, 133, 139
Schlüsselblume, Duftende 39–41, 74
- ❖ **Likör 41**

Schlüsselblumen-Würfelfalter 40
Schmalzbrot 109
schmerzlindernd 34, 57, 100
Schmerzmittel 65
Schmetterlingsraupen 40, 55
Schmuckdroge für Teemischungen 133
Schnarchen 85
Schnellverband 67
Schnittwunden 67
Schnupfen 83, 121
Schnupfpulver 109
Schnupftabak, alternativer 120, 121
Schönheit einer Pflanze 23
Schöpfer 23, 90, 118, 133, 147, 149
Schöpfung 12, 19, 34, 64
Schule von Salerno 67
Schutzheiliger Europas, Hl. Benedikt 14
Schwächezustände 64, 109
schwangere Frauen 109, 112
Schwangerschaftserbrechen 85
Schwarzer Holunder 87–89
- ❖ **Beerensaft 89**

Schweinsbraten 109
Schweißfüße 77
schweißtreibend 25, 37, 79, 88, 91
Schwellungen 37, 98
schwere Erkrankungen 148
Schwermut vertreiben 68, 78
Schwindel 94
Schwitzen, übermäßiges 75, 76, 77

Sp
Spaß machen 9
Spinatgemüse mit Borretsch 79
Spitzwegerich 42–44, 118, 131
   ❖ **Sirup 44**
Sportler 143
Spülungen 97
Spurenelemente 88
Spuren Gottes 149

St
stabilitas loci 14
stärkehaltig 124, 125
stärkend 52, 71, 100, 103, 119, 127, 128, 143
Start in den neuen Tag 131
Steinbildung 53
Steingarten 76, 133
Steinkauz 58
Stieleiche 30–32
   ❖ **Rinden-Tee und -Pulver 32**
Stift Geras 14–15, 17–18, 149
Stiftsbibliothek – siehe *Klosterbibliothek*
stillende Mütter 122, 139
Stimmung erhellen 27, 29, 68, 136
Stirnhöhlenkatarrh 92
stoffwechselfördernd 52, 55, 113, 115, 119
stopfend 130
Strabo, Walahfrid, Abt 51, 93
Stress 41, 126
Stuhlgang fördern 94
Stuhlverstopfung 121
Stunde, gegenwärtige 149

T
Tabernaemontanus, Jacobus Theodorus 18, 30, 78, 132
Tagfalter 130
Tagpfauenauge 55
Taraxacin 73
Taraxacum officinale 72–74
Tausendguldenkraut 48–50
   ❖ **Wein 50**
Teekuren
   ❖ **Dost 116**
   ❖ **Engelwurz 71**
   ❖ **Frauenmantel 82, 83**
   ❖ **Odermennig 52**
   ❖ **Veilchenblüten 62**
   ❖ **Ysop 136**
   ❖ **Weidenrinde 59**
Teemischungen 133, 148
   ❖ **»Für Nieren und Blase« 107**
   ❖ **Ringelblumen-Odermennig-Tee 53**
Thaya, Fluss 129
Thymian 65
Thymus serpyllum 141–143
Tiermedizin 79, 103, 115
Tonikum 71, 139
tonisierend – siehe *stärkend*
Topfenstreichkäse 137
traditionelle chinesische Medizin 147
Tränke für Tiere 79
Traubeneiche 30

Trauerweide 57
Traurigkeit 78
Treue 94
Trigeminusneuralgien 59
Trostlosigkeit 40

U
Übelkeit 83
Überanstrengung 85
   – geistige 62
Überforderung 61
Übergewicht 109, 137
Überlastung 143
Uferpflanze 130
Umbelliferae – siehe *Doldengewächse*
Umkehr 60
Umschläge
   ❖ Arnikatinktur 98
   ❖ Basilikum-Tee 121
   ❖ Frauenmantel-Tee 83
   ❖ Kamillen-Tee 91
   ❖ Königskerzen-Tee 46
   ❖ Ysop-Tee 136
   ❖ Weidenrinden-Tee 59
Unausgewogenheit 27
universale Sympathie 19
Unkraut 20
Unruhe 121, 126
Urolsäure 100
Urtica dioica 54–56

V
Vaterunser-Gebet 120
Veilchen, Wohlriechendes 60–62, 74, 79
   ❖ **Blüten in Honig 62**
   ❖ **Blüten-Tee 62**
   ❖ **Blüten, Garnieren der Speisen 61**
   ❖ **Duft 60, 61**
   ❖ **Farbe 60, 61**
Veilchengewächse 60
Venenentzündung vorbeugen 68
verantwortungsvoll handeln 90
Verantwortung übernehmen 52
Verbascum densiflorum 45–47
verbitterte Menschen 58
Verdauung 52, 100, 115
   – fördern 26, 70, 94, 103, 109, 112, 133
Verdauungsstörungen 50, 70, 91, 109
Verdauungstrakt auskleiden 124
Verein »Freunde der Heilkräuter« 16, 148
Verfeinern von Speisen 61, 79, 80
Verjüngungsmittel 113
Verletzungen 96, 97, 98
Vernarbung, bessere 83
Verrenkungen 98
Verschleimungen 43
Verstand, menschlicher 21
Verstauchung 97
Verstopfung – siehe *Stuhlverstopfung*
Vertrauen 34
Verweichlichung 49
Vincelli, Bernardo 64
Violaceae – siehe *Veilchengewächse*

Viola odorata 60–62
Violett 60, 61, 142
vitalisierend 143
Vitamin A 56
Vitamin B_1 139
Vitamin B_2 139
Vitamin C 56, 79, 139
Vitamin E 139
Vitamin H 139
Vitamin K 139
Vitamine 88, 89
Vitaminlieferant 72, 73, 118, 140
Vögel 17, 111, 112, 127, 139
Vogelarten, seltene 58, 127
Vogelgehölz 112, 127
Vogelzug 84
Volksglaube 34
Völlegefühl 85
Vollendung bei Gott 20
Vorsteherdrüse 106

W

Wacholder, Gemeiner 88, **111–113**
 ❖ Beeren 40, 112–113
 ❖ **Sirup aus Beeren 113**
Wadenkrämpfe 35
Wagnis 149
Waldmeister 79
Waldviertel, nördliches 129
Waldwirtschaft 105
Wanderungen der Pflanzen 84
Waschungen
 ❖ Eichenrinden-Tee 32
 ❖ Weidenrinden-Tee 59
Wasser als Rohstoff 46
wasserliebende Pflanzen 129
Wechseljahre 77, 82
Wegerichgewächse 42
Wegwarte, Gemeine 24–26
 ❖ Zichorien-Kaffee 26
Weide 57–59
 ❖ Blätter 58
 ❖ Rinde 57–59
 ❖ **Rinden-Tee 59**
Weidengewächse 57
Weiderichgewächse 129
Weidinger, Hermann-Josef, Kräuterpfarrer 15–16, 19, 26, 30, 31, 36, 40, 49, 53, 54, 82, 107, 112, 114, 125, 133, 147, 148,
Weisheit 88, 139
Weiß, Farbe 19
Weißdorn 88, **126–128**
 ❖ Eingriffeliger 127
 ❖ **Wein 128**
 ❖ Zweigriffeliger 127
Weiße Lilie – siehe *Lilie, Weiße*
Wermut 49, 65
Wert, innerer 55
Werte, wahre 48
Wetterfühligkeit 141
Wetterzeiger 36
Widerstandskraft – siehe *Abwehrkräfte*

Wiesensalbei 75
Wilder Majoran – siehe *Dost*
Wilde Rose – siehe *Heckenrose*
Wilder Thymian – siehe *Quendel*
Wilder Wermut – siehe *Beifuß*
Wildgemüse 74
Wildpflanzen 133
Willensstärkung 31
Wirt für Schmetterlingsraupen 40
Wohlbefinden fördern 52, 122
Wollblume – siehe *Königskerze*
Wunden 37, 47, 52, 58, 59, 67, 76, 83, 91, 96, 97, 109
 – bei Tieren 76
 – Desinfektion 98
 – eiternde 106, 121
 – offene 37, 38
Wundliegen 37
Würde 61
Würzkraut 109, 120, 121, 122, 137

X

Xanthone 48

Y

Ysop 79, 123, **135–137**
 ❖ **Kräutersalz 137**
 ❖ Tee 136
 ❖ **Würze 137**

Z

Zahl Sieben 43, 147
Zahnfleischbluten 32, 139
Zahnfleischentzündung 59, 65, 136
Zahngeschwüre 59
Zahnschmerzen 65
Zauberei, Mittel gegen 102
Zerrungen 97, 98
Zichorie – siehe *Wegwarte*
Zichorien-Kaffee 26
Ziel, endgültiges 97
Ziergehölze 112
Zimt 65
Zinnkraut 82, 107
Zitronenmelisse – siehe *Melisse*
Zivilisation, Folgen der 34
Zuckerbäckerei 130
Zufälle im Leben 147
Zufriedenheit 142
Zusammenhänge der Schöpfung 19
zusammenziehend 30, 31, 43, 64, 75, 76, 130
Zuversicht stärken 112
zweihäusige Pflanzen 112
Zwiebelsoße 109
Zypressengewächse 111, 112